JN124374

食 物 学 I
―食品の成分と機能―〔第2版〕

（公社）日本フードスペシャリスト協会 編

建帛社
KENPAKUSHA

まえがき

　本書は，フードスペシャリスト養成課程における食物学の教科書として編纂されたものである。フードスペシャリストは，食の本質を「おいしさ」「楽しさ」「おもてなし」に置き，食に関する幅広い知識と技術を身につけ，食品の開発製造，流通，販売，外食などを担う食品技術者としての活躍を目指した資格である。しかしながら，従来よりの食物学の教科書は，栄養士，管理栄養士養成課程における「栄養」に重点を置いたものや，農学関係の生産の視点からのものであり，フードスペシャリスト養成の理念には必ずしも合致しないものであった。

　2014（平成26）年に制定されたフードスペシャリスト養成課程コアカリキュラムにおいては，教育内容および教育目標として，フードスペシャリストは，食品や食物に対する広範かつ正確な理解と知識が要求されるが，食物学はその基礎となるものであるとしている。そのうえで，食物学では，食品を構成するさまざまな成分がいかなるもので，どのような機能を有するのかを理解すること。また，食品は食物として供されるまでに，流通や貯蔵，あるいはさまざまな加工や調理の過程を経ることから，それらの過程における技術的な問題や成分変化なども，重要な対象事項となるとしている。すなわち，「食物学に関する科目」では，これらの内容を系統的，網羅的に学ぶべきとし，コアカリキュラムの内容を以下のように規定している。

　1.「食品の分類と食品成分表」では，多種類の食品を体系的に把握することに加え，日本食品標準成分表を正確に理解し活用することを目指す。

　2.「食品成分の構造と機能の基礎」ならびに「食品成分の変化」では，水，炭水化物，たんぱく質，脂質，ビタミン，無機質，食品酵

素，嗜好成分その他について，構造，性質と所在，機能，成分変化など，食品を理解するうえでの基礎を修得する。

3．「食品加工法の原理」ならびに「食品材料と加工食品」では，加工技術の原理を把握したうえで，食品材料の分類と種類，性状と形態，成分特性と機能，加工食品について学び，フードスペシャリストの基盤的な知識を修得する。

4．「食品貯蔵・流通技術」では，食品の高度な品質保持技術や個別食品の貯蔵・流通技術を修得し，フードスペシャリストの業務への応用を目指す。

5．「食品機能学」では，特定保健用食品や栄養機能食品など，急速に拡大する保健用途食品についての知識を深め，フードスペシャリストの業務への応用を目指す。

　本書はこれらを踏まえ編纂されており，『食物学 I 』では上記 1 項の食品成分表に関する章ならびに，2 項および 5 項について取り上げたものである。また，『食物学 II 』においては上記 1 項の食品の体系的な把握ならびに 3 項および 4 項について取り上げている。

　これらの内容は非常に多岐にわたるものであり，編集上において各項の内容の範囲や難易度等の均衡をとることが至難ではあったが，多くの著者の方のご協力により，2017（平成29）年に本書の初版が完成した。そして，2020（令和2）年に公表された日本食品標準成分表2020年版（八訂）の内容を反映し，その他記述の一部を見直す形で，このたび第 2 版として発行した。至らぬ点があればご意見・ご指摘をいただけると幸甚である。

　また，本書の企画と出版に多大なご尽力を賜った株式会社建帛社の編集ご担当者の方々に深謝申し上げる。

　　　2021 年 2 月

　　　　　　　　　　　　　　　　　　　　　　責任編集者識

目　次

6　食品機能

1 食品の分類と食品成分表

★ 概要とねらい

　人々が生命を維持し，かつ，健康を維持・増進するためには，食品を適切に摂取し続ける必要がある。

　本章では最初に，食品とはどのような物質なのかを定義づける。

　次に，食品がもたらす多様な効用を，一次機能，二次機能，三次機能の観点から解説する。

　さらに，多種類の食品が，目的に応じてどのように分類されているのかを知る。

　最後に，日本食品標準成分表を正確に理解し活用することを学ぶ。

1．食品とは

（1）食品の定義

　ヒトが食事で摂取するものが食品である。食品は，たんぱく質，脂質，炭水化物，ビタミン，無機質（ミネラル）等の栄養素を含む天然物またはその加工品である。食品は，摂取して安全なものであることはいうまでもない。食品の大部分は，動物および植物に由来する。

（2）食品成分の概要

　食品は，水分と固形分で構成される。固形分の大部分はたんぱく質，脂質，炭水化物（**三大栄養素**）にビタミンおよび無機質を加えた**五大栄養素**である。このうち炭水化物は，消化性成分の糖質と難消化性成分の食物繊維が合わさったものである。量は少ないが，色素成分，うま味成分，香気成分なども固形分である。なお，固形分は無機質を除き，すべて有機物である。

2．食品の機能

　食品には，ヒトの生命を永らえさせるとともに，健康を維持・増進させる働きがある。食品がもたらす効用は，一次機能，二次機能，三次機能に分けられる。

（1）一 次 機 能

　食品は，生命を維持するために必要な栄養素を供給してくれている。これが食品の**栄養機能（一次機能）**である。

　食品成分である炭水化物（糖質），脂質，たんぱく質は，生活活動に必要なエネルギーの供給源になっている。たんぱく質およびカルシウム，マグネシウ

ム，リンなどの無機質は，筋肉や骨の構成成分である。ビタミンおよび無機質は，身体の諸機能を調節する役目を果たしている。

（2）二 次 機 能

　食品の色，味，香り，物理的特性などは，感覚器官を刺激して嗜好性を高め，おいしさを味わわせてくれる。これが食品のもたらす**感覚機能（二次機能）**である。

（3）三 次 機 能

　食品には，生理系統を調節して病気の予防を図り，身体の調子を整える作用がある。これが食品の**生体調節機能（三次機能）**である。三次機能をもたらす食品成分として，オリゴ糖，食物繊維，ペプチド類等が知られている。

3．食品の分類

　ヒトは古来より，食用にできる動植物を選択し，家畜や作物として利用してきた。これらの動植物は，食品としてさらに魅力的なものにすべく育種が重ねられた。同時に，貯蔵技術，輸送技術，加工技術なども進展した。その結果，今では，多種多様な動植物性食品が市場に出回っている。

　これらの食品は，原料・生産方式の違い，食品成分表や各種統計表の作成観点の違い，栄養成分の違いなどに基づき，次のように分類されている。

（1）原料・生産方式による分類

　食品の多くは動植物を起源とするので，食品は**植物性食品**（穀類，イモ類，豆類，種実類，野菜類，果実類，キノコ類，藻類等）および**動物性食品**（食肉類，魚介類，乳類，卵類等）に大別される。その他，無機質である食塩，炭酸水素ナトリウム（重曹）といった**鉱物性食品**がある。

一方，一次産業での生産業種の違いから，**農産食品**（穀類，イモ類，種実類，豆類，野菜類，果実類），**林産食品**（キノコ類，山菜類），**畜産食品**（肉類，卵類，乳類），**水産食品**（藻類，魚介類）およびそれらの加工食品に分類される。

（2）食品成分表・各種統計に用いられる分類
1）食品成分表による分類
　2020（令和2）年に公表された**日本食品標準成分表2020年版（八訂）**には，国民が日常摂取する2,478の食品が18食品群に類別され，各食品の標準的な成分値が，1食品1標準成分値を原則として収載されている。食品群の名称ならびに記載配列は次のとおりである。

1．穀類，2．いも及びでん粉類，3．砂糖及び甘味類，4．豆類，5．種実類，6．野菜類，7．果実類，8．きのこ類，9．藻類，10．魚介類，11．肉類，12．卵類，13．乳類，14．油脂類，15．菓子類，16．し好飲料類，17．調味料及び香辛料類，18．調理済み流通食品類

2）国民健康・栄養調査による分類
　国民健康・栄養調査（厚生労働省が健康増進法に基づき毎年1回行う栄養調査）における**国民健康・栄養調査食品群別表**では，食品が次の18食品群に分類されている。穀類，いも類，砂糖・甘味料類，豆類，種実類，野菜類，果実類，きのこ類，藻類，魚介類，肉類，卵類，乳類，油脂類，菓子類，嗜好飲料類，調味料・香辛料類，補助栄養素・特定保健用食品。

3）食料需給表での分類
　農林水産省は，食料需給の全般的動向，栄養量の水準とその構成，食料消費構造の変化等を把握する目的で，毎年1回，「食料需給表作成の手引」（FAO：国連食糧農業機関）に準拠して**食料需給表**を作成している。本表では，食品が次の16品目に分類されている。穀類，いも類，でんぷん，豆類，野菜，果実，肉類，鶏卵，牛乳及び乳製品，魚介類，海藻類，砂糖類，油脂類，みそ，しょうゆ，その他食料。

（3）栄養成分による分類

1）三色食品群

　栄養素の働きに応じて，食品を3グループに色分けしたものである。**赤色群**は肉，魚，卵，牛乳・乳製品等，体のもとになるたんぱく質を多く含む食品，**黄色群**は米，パン，めん類，イモ類，油，砂糖といったエネルギー源になる栄養素の豊富な食品，**緑色群**は野菜，果物，キノコ類等，体の調子を整えるビタミンおよび無機質に富む食品に分類されている。赤，黄，緑の食品群から食品を色とりどりに選択することにより，栄養素の摂取バランスを取ることができる点に特徴がある。

2）4つの食品群

　栄養的な特徴が似た食品を，第1群〜第4群にグループ分けしたものである。第1群は乳・乳製品，卵類で，バランスのとれた栄養素をもつ食品グループ，第2群は魚介類，肉類，豆・豆製品で，良質たんぱく質の豊富な食品グループ，第3群は野菜類（キノコ，海藻を含む），イモ類，果物で，体の調子を整えるビタミンおよび無機質に富む食品グループ，第4群は穀類，油脂，砂糖，種実類，その他（調味料，飲料，菓子類）で，エネルギー源となる栄養素の多い食品グループである。各群から食品を選択すれば偏りなく栄養素を補給できるので，多様な食品の組み合わせが可能となる。

3）6つの基礎食品

　栄養成分の割合が類似している食品を同一群とし，食品を6群に分類したものが，**6つの基礎食品**である（表1-1）。

　第1群を良質たんぱく質給源である主菜群，第5群を糖質性エネルギー給源である主食群とし，第2群，第3群，第4群および第6群をそれぞれ，カルシウム給源，カロテン給源，ビタミンC給源および脂肪性エネルギー給源としての副菜群に類別している（表1-1）。多様な食品を，どのように組み合わせて摂取すればバランスの取れた栄養素を補給できるのかが，一目で把握できるよう工夫されている。

表1-1　6つの基礎食品

	食品の種別	特徴と供給される栄養素
第1群	魚, 肉, 卵, 大豆	主菜となり, 良質たんぱく質の給源, 副次的栄養素として, 脂肪, カルシウム, 鉄, ビタミンA, B_1, B_2の給源。
第2群	牛乳・乳製品, 骨ごと食べられる魚	カルシウムの主たる給源, そのほか良質たんぱく質, 鉄, ビタミンB_2の給源。海藻を含む。
第3群	緑黄色野菜	カロテン (ビタミンA) の主たる給源。そのほかビタミンC, B_2, カルシウム, 鉄の給源 (原則として100g中にカロテンとして600μg以上を含有している野菜)。
第4群	その他の野菜, 果実	ビタミンCの給源, そのほかカルシウム, ビタミンB_1, B_2の給源 (主として第3群以外の野菜および果実類が属する)。
第5群	米, パン, めん, いも	主食となり, 糖質性エネルギー源となる。穀類とその他加工品および砂糖類, 菓子類も含まれる。
第6群	油脂	脂肪性エネルギー源, 植物油, 動物脂および多脂性食品。

(厚生労働省)

2) 食事バランスガイド

　食事バランスガイドは, 「健康で豊かな食生活の実現」を目指して策定された**食生活指針**を具体的な行動に結びつける目的で, 2005 (平成17) 年に厚生労働省と農林水産省により共同で策定された。1日に, 「何を」「どれだけ」食べたらよいかを考える際の参考になるよう, 食事の望ましい組み合わせとおおよその量がイラストでわかりやすく示されている。食品や食材ではなくて, 料理の組み合わせにより栄養バランスが調節できるように工夫されている。毎日の食事が, 主食 (ごはん, パン, めん), 副菜 (野菜, キノコ, イモ, 海藻料理), 主菜 (魚, 肉, 卵, 大豆料理), 牛乳・乳製品 (牛乳, ヨーグルト, チーズなど), 果物という5つの料理グループに分類され, グループごとに目安量が定められており, 1日に摂取すべき各グループの目安量も記されている。フードビジネス業界や社員食堂をはじめ, 学校教育現場や地域の食育活動などで活用されている。

4．食品成分表

（1）日本食品標準成分表の概要

　日本食品標準成分表（以下，食品成分表とする）は，わが国初の公的食品成分表として1950（昭和25）年に経済安定本部より公表された。戦後の国民の栄養改善策を立てるためには，食品の栄養成分に関するデータ集の作成を急務としていたことがその背景にある。その後，科学技術庁資源調査会（2001（平成13）年省庁再編後は，文部科学省科学技術・学術審査会資源調査分科会）により最新の基礎データを織り込みながら改訂が重ねられ，2020（令和2）年には最新のデータからなる**日本食品標準成分表2020年版（八訂）**が公表された（表1-2）。あわせて，別冊として「日本食品標準成分表2020年版（八訂）アミノ酸成分表編」（以下「アミノ酸成分表2020年版」），「同脂肪酸成分表編」（以下「脂肪酸成分表2020年版」）ならびに「同炭水化物成分表編」（以下「炭水化物成分表2020年版」とする）が作成され，たんぱく質，脂質および炭水化物（利用可能炭水化物，糖アルコール，食物繊維，有機酸）の組成が示された。

　食品の成分値は，原材料的食品であれば動植物の肥育（栽培）環境や品種の違いにより，加工食品では加工条件の違いにより，調理方法においては調理方法の違いにより，それぞれ変動が生じる。そうしたことから，食品成分表には

表1-2　食品成分表の沿革

名　称	公表年	食品数	成分項目数
日本食品標準成分表	昭和25（1950）年	538	14
改訂日本食品標準成分表	昭和29（1954）年	695	15
三訂日本食品標準成分表	昭和38（1963）年	878	19
四訂日本食品標準成分表	昭和57（1982）年	1,621	19
五訂日本食品標準成分表	平成12（2000）年	1,882	36
五訂増補日本食品標準成分表	平成17（2005）年	1,878	43
日本食品標準成分表2010	平成22（2010）年	1,878	50
日本食品標準成分表2015年版（七訂）	平成27（2015）年	2,191	52
同　追補2016〜2019年	2016〜2019年	2,375	54
日本食品標準成分表2020年版（八訂）	令和2（2020）年	2,478	54

標準成分値が示されている。標準成分値とは，年間を通じて普通に摂取する場合の全国的な代表値である。

　食品成分表には，1食品1標準成分値の収載を原則に，わが国で消費されている食品の標準的な成分値が，食品可食部100g当たりの数値で示されている。

（2）利用目的

　食品成分表は，学校給食，病院給食等の給食管理，食事制限，治療食等の栄養指導面はもとより，国民の栄養，健康への関心の高まりとともに一般家庭における日常生活面において広く利用されている。また，厚生労働省の食事摂取基準作成のための基礎資料，国民健康・栄養調査等の国民の栄養状態を把握，評価するための各種統計調査や農林水産省の食料需給表の作成，食料・農業・農村基本計画における食料自給率の目標設定に当たっての基礎資料，あるいは各種食品規格基準設定に際しての参考資料など，行政面でも活用されている。さらに，教育，研究面では栄養学科，食品学科をはじめ家庭科，保健体育等の教育分野，あるいは栄養学，食品学，家政学，生活科学，医学，農学等の研究分野において利用されている。

　このように食品成分表は，国民が日常摂取する食品の成分に関する基礎データを，関係各方面に幅広く提供することを目的とするものである。

（3）日本食品標準成分表2020年版（八訂）

1）収載食品

　食品成分表における食品群とその配列順序は，植物性食品，キノコ類，藻類，動物性食品，加工食品である（p.4参照）。

　収載食品数は，2015年版よりも287食品増加し，2,478食品となっている。食品の選定および調理食品の収載にあたっては，次のことが考慮された。

　①　**原材料的食品**　　生物の品種，生産条件等の各種要因により成分値が変動するため，これらの変動要因に留意し選定された。「生」，「乾」など未調理食品を収載食品の基本とし，摂取の際に調理が必要な食品の一部について，

「ゆで」,「焼き」等の基本的な調理食品が収載されている。

② **加工食品**　　原材料の配合割合, 加工方法により成分値に幅がみられるので, 生産, 消費の動向が考慮され, 標準的な食品が選定されている。

2) 食品の分類, 配列ならびに食品番号

収載食品は, 大分類, 中分類, 小分類および細分の四段階に分類されている。大分類には原則として動植物の名称があてられ, 五十音順に配列されている。ただし「いも及びでん粉類」,「魚介類」,「肉類」,「乳類」,「し好飲料類」および「調味料及び香辛料類」は, 大分類の前に副分類（＜　＞で表示）を設けて食品群が区分され, また, 食品によっては, 大分類の前に類区分（（　）で表示）が五十音順に設けられている。中分類（〔　〕で表示）および小分類は, 原則として原材料的形状から順次加工度の高まる順に配列されている。原材料が複数からなる加工食品は原則として主原材料の位置に配列されている（表1-3）。

食品番号は5桁とし, はじめの2桁は食品群に, 次の3桁は小分類・細分にあてられている。原材料的食品の名称は学術名または慣用名が, 加工食品の名称は一般に用いられる名称や食品規格基準等における公的な名称を勘案して使用されている。また, 広く用いられる別名が備考欄に記載されている。

3) 収載成分項目と配列

① **食品成分表2015年版からの変更点**　　エネルギーは, 原則として組成成分値にエネルギー換算係数を乗じて算出する方法に見直されたことに伴い, 従来のたんぱく質とアミノ酸組成によるたんぱく質, 脂質と脂肪酸のトリアシルグリセロール当量で表した脂質, 炭水化物と利用可能炭水化物（単糖当量）の

表1-3　食品の分類と食品番号の例

食品番号	食品群	副分類	区分	大分類	中分類	小分類	細分
01002	穀類	—	—	あわ	—	精白粒	—
	01	—	—	—	—	002	—
01020	穀類	—	—	こむぎ	〔小麦粉〕	強力粉	1等
	01	—	—	—	—	—	020
10332	魚介類	（えび・かに類）	（かに類）	がざみ	—	生	—
	10	—	—	—	—	332	—

表頭項目の配列が見直され，エネルギー計算の基礎となる成分がより左側になるよう配置されるとともに，従来は炭水化物に含まれていた成分のうち，新たにエネルギー産生成分とした糖アルコール，食物繊維総量，有機酸についても表頭項目として配置された。

② **項目およびその配列**　項目の配列は，廃棄率，エネルギー，水分，成分項目群「たんぱく質」に属する成分，成分項目群「脂質」に属する成分，成分項目群「炭水化物」に属する成分，有機酸，灰分，無機質，ビタミン，その他（アルコールおよび食塩相当量），備考の順とされた。

4）廃棄率および可食部

廃棄率は，原則として通常の食習慣で廃棄される部分を食品全体または購入形態に対する重量の割合（％）で示され，廃棄部位が備考欄に記載されている。

（4）食品成分表の成分分析法とその算定の概要

1）エネルギー

食品のエネルギー値は，原則としてFAO/INFOODSの推奨する方法に準じて，可食部100g当たりのアミノ酸組成によるたんぱく質，脂肪酸のトリアシルグリセロール当量，利用可能炭水化物（単糖当量），糖アルコール，食物繊維総量，有機酸およびアルコールの量（g）に各成分のエネルギー換算係数を乗じて，100g当たりのkJおよびkcalで示されている（表1-4）。

2）一 般 成 分

一般成分とは水分，成分項目群「たんぱく質」に属する成分，成分項目群「脂質」に属する成分（コレステロールを除く），成分項目群「炭水化物」に属する成分，有機酸および灰分である。

① **水 分**　水分は，食品の性状を表す最も基本的な成分の一つであり，食品の構造の維持に寄与している。水分量は，常圧加熱乾燥法，減圧加熱乾燥法，カールフィッシャー法，蒸留法で測定される。ただし，アルコールまたは酢酸を含む食品では，水分とともにアルコールまたは酢酸が蒸発するので，乾燥減量からアルコール分または酢酸の重量を差し引いて算出されている。

表1-4　適用したエネルギー換算係数

成分名	換算係数 (kJ/g)	換算係数 (kcal/g)	備考
アミノ酸組成によるたんぱく質／たんぱく質[*1]	17	4	
脂肪酸のトリアシルグリセロール当量／脂質[*1]	37	9	
利用可能炭水化物（単糖当量）	16	3.75	
差引き法による利用可能炭水化物[*1]	17	4	
食物繊維総量	8	2	成分値はAOAC.2011.25法，プロスキー変法またはプロスキー法による食物繊維総量を用いる。
アルコール	29	7	
糖アルコール[*2]			
ソルビトール	10.8	2.6	
マンニトール	6.7	1.6	
マルチトール	8.8	2.1	
還元水あめ	12.6	3	
その他の糖アルコール	10	2.4	
有機酸[*2]			
酢酸	14.6	3.5	
乳酸	15.1	3.6	
クエン酸	10.3	2.5	
リンゴ酸	10	2.4	
その他の有機酸	13	3	

[*1]　アミノ酸組成によるたんぱく質，脂肪酸のトリアシルグリセロール当量，利用可能炭水化物（単糖当量）の成分値がない食品では，それぞれたんぱく質，脂質，差引き法による利用可能炭水化物の成分値を用いてエネルギー計算を行う。利用可能炭水化物（単糖当量）の成分値がある食品でも，水分を除く一般成分等の合計値と100gから水分を差引いた乾物値との比が一定の範囲に入らない食品の場合には，利用可能炭水化物（単糖当量）に代えて，差引き法による利用可能炭水化物を用いてエネルギー計算をする。

[*2]　糖アルコール，有機酸のうち，収載値が1g以上の食品がある化合物で，エネルギー換算係数を定めてある化合物については，当該化合物に適用するエネルギー換算係数を用いてエネルギー計算を行う。
（文部科学省　日本食品標準成分表2020年版（八訂）　2020　p.10）

② **たんぱく質**　　たんぱく質は，アミノ酸組成によるたんぱく質とともに，基準窒素量に窒素−たんぱく質換算係数を乗じて計算したたんぱく質が収載されている。なお，基準窒素とは，たんぱく質に由来する窒素量に近づけるために，全窒素量から，野菜類は硝酸態窒素量を，茶類は硝酸態窒素量およびカフェイン由来の窒素量を，コーヒーはカフェイン由来の窒素量を，ココアおよびチョコレート類はカフェインおよびテオブロミン由来の窒素量を，それぞれ差し引いて求めたものである。したがって，硝酸態窒素，カフェインおよびテオブロミンを含まない食品では，全窒素量と基準窒素量とは同じ値になる。

③ **脂　質**　　脂質は，食品中の有機溶媒に溶ける有機化合物の総称であり，中性脂肪の他にリン脂質，ステロイド，ワックスエステル，脂溶性ビタミン等が含まれる。成分値は脂質の総重量で示されている。多くの食品では，脂質の大部分を中性脂肪が占め，中性脂肪のうち，自然界に最も多く存在するのはトリアシルグリセロールである。2020年版には，各脂肪酸をトリアシルグリセロールに換算して合計した脂肪酸のトリアシルグリセロール当量とともに，コレステロールおよび有機溶媒可溶物を分析で求めた脂質が収載されている。

④ **炭水化物**　　2020年版では，エネルギーとしての利用性に応じて**炭水化物**を細分化し，それぞれの成分にそれぞれのエネルギー換算係数を乗じてエネルギー計算に利用することとされた。このため，従来の成分項目である「炭水化物」に加え，次の各成分が収載項目とされている。

ａ．**利用可能炭水化物（単糖当量）**：デンプン，ブドウ糖，果糖，ガラクトース，ショ糖，麦芽糖，乳糖，トレハロース，イソマルトース，80％エタノールに可溶性のマルトデキストリンおよびマルトトリオース等のオリゴ糖類等を直接分析または推計した利用可能炭水化物（単糖当量）が収載されている。単糖当量は，デンプンおよび80％エタノール可用性のマルトデキストリンには1.10，マルトトリオース等のオリゴ糖類には1.07，二糖類1.05をそれぞれの成分値に乗じて換算し，それらと単糖類の量を合計したものである。

ｂ．**利用可能炭水化物（質量計）**：利用可能炭水化物（単糖当量）と同様に，デンプン，ブドウ糖，果糖，ガラクトース，ショ糖，麦芽糖，乳糖，トレハロ

ース，イソマルトース，80%エタノールに可溶性のマルトデキストリンおよび
マルトトリオース等のオリゴ糖類等を直接分析または推計した値で，これらの
質量の合計である。この値はデンプン，単糖類，二糖類，80%エタノールに可
溶性のマルトデキストリンおよびマルトトリオース等のオリゴ糖類の実際の摂
取量となる。

　　ｃ．差引き法による利用可能炭水化物：100gから，水分，アミノ酸組成に
よるたんぱく質（この収載値がない場合には，たんぱく質），脂肪酸のトリアシル
グリセロール当量として表した脂質（この収載値がない場合には，脂質），食物
繊維総量，有機酸，灰分，アルコール，硝酸イオン，ポリフェノール（タンニ
ンを含む），カフェイン，テオブロミン，加熱により発生する二酸化炭素等の
合計（g）を差し引いて求める。

　　ｄ．食物繊維総量：食物繊維総量は，プロスキー変法による高分子量の「水
溶性食物繊維」と「不溶性食物繊維」を合計した食物繊維総量，プロスキー法
による食物繊維総量，あるいはAOAC.2011.25法による「低分子量水溶性食
物繊維」「高分子水溶性食物繊維」および「不溶性食物繊維」を合計した食物
繊維総量である。成分表本表では，エネルギー計算に関する成分として，食物
繊維総量のみが成分項目群「炭水化物」に併記されている。食物繊維総量由来
のエネルギーは，この成分値（g）にエネルギー換算係数を乗じて算出される。
炭水化物成分表2020年版別表１にAOAC.2011.25法による収載値とプロスキ
ー変法（あるいはプロスキー法）による収載値がある食品の場合には，本表に
はAOAC.2011.25法によるものが収載されている。

　　ｅ．糖アルコール：新たに，成分項目群「炭水化物」に，エネルギー産生成
分として糖アルコールが収載されている。

　　ｆ．炭水化物：炭水化物は，従来同様いわゆる「差引き法による炭水化物」，
すなわち，水分，たんぱく質，脂質，灰分等の合計（g）を100gから差し引い
た値で示されている。

　⑤　**有機酸**　　食品成分表2015年版では，**有機酸**のうち酢酸についてのみ，
エネルギー産生成分と位置づけていたが，2020年版では既知の有機酸をエネル

表1-5　無機質（ミネラル）の測定法

成　分	試料調製法	主な測定法
ナトリウム・カリウム	希酸抽出法または乾式灰化法	原子吸光光度法 誘導結合プラズマ発光分析法
鉄・亜鉛・カルシウム・マグネシウム・マンガン	乾式灰化法	原子吸光光度法 誘導結合プラズマ発光分析法
銅	乾式灰化法または湿式分解法	原子吸光光度法 誘導結合プラズマ発光分析法
リン	乾式灰化法	バナドモリブデン酸吸光光度法 誘導結合プラズマ発光分析法
ヨウ素	アルカリ抽出法またはアリカリ灰化法	誘導結合ラズマ質量分析法
セレン・クロム・モリブデン	マイクロ波による酸分解法	誘導結合プラズマ質量分析法

ギー産生成分としている。この有機酸には，従来の酢酸の成分値も含まれる。

⑥　**灰　分**　灰分は，一定条件下で灰化して得られる残分であり，食品中の無機質の総量を反映していると考えられている。また，水分とともにエネルギー産生に関与しない一般成分として，各成分値の分析の確からしさを検証する際の指標のひとつである。

3）無　機　質

食品成分表に収載されている**無機質**（ミネラル）は，すべてヒトにおいて必須性が認められたものであり，ナトリウム，カリウム，カルシウム，マグネシウム，リン，鉄，亜鉛，銅，マンガン，ヨウ素，セレン，クロムおよびモリブデンが収載されている。このうち成人の一日の摂取量が概ね100 mg以上となる無機質はナトリウム，カリウム，カルシウム，マグネシウムおよびリン，100 mgに満たない無機質は鉄，亜鉛，銅，マンガン，ヨウ素，セレン，クロムおよびモリブデンである。無機質の測定法を表1-5に示した。

4）ビタミン

脂溶性ビタミンのビタミンA（レチノール，α-およびβ-カロテン，β-クリプト

キサンチン，β-カロテン当量ならびにレチノール活性当量），ビタミンD，ビタミンE（α-，β-，γ-およびδ-トコフェロール），ビタミンK，水溶性ビタミンのビタミンB$_1$，ビタミンB$_2$，ナイアシン，ナイアシン当量，ビタミンB$_6$，ビタミンB$_{12}$，葉酸，パントテン酸，ビオチン，ビタミンCが収載されている。

① **ビタミンA**　ビタミンAは，レチノール，カロテンおよびレチノール活性当量で表示されている。

a.　**レチノール：レチノール**は主として動物性食品に含まれ，測定は紫外部吸収検出 - 高速液体クロマトグラフ法で行われている。成分値は，異性体の分離をせずに全トランスレチノール相当量を求め，レチノール（μg）として記載されている。

b.　**α-カロテン，β-カロテンおよびβ-クリプトキサンチン：**α-カロテン，β-**カロテンおよびβ-クリプトキサンチン**は，レチノールと同様の活性を有する**プロビタミンA**である。プロビタミンAは生体内でビタミンAに転換される物質の総称であり，カロテノイド色素群に属する。プロビタミンAは主として植物性食品に含まれる。β-カロテンとともに，α-カロテンおよびβ-クリプトキサンチンは可視部吸収検出-高速液体クロマトグラフ法により測定され，以下の式によりβ-カロテン当量が求められる。

β-カロテン当量（μg）＝
　　β-カロテン（μg）　＋ 1/2 α-カロテン（μg）　＋ 1/2 β-クリプトキサンチン（μg）

c.　**レチノール活性当量（RAE）：**レチノール活性当量の算出は，下式に基づく。

レチノール活性当量（μgRAE）＝レチノール（μg）　＋ 1/12 β-カロテン当量（μg）

β-カロテンをレチノールに置換える際1/12が乗じられているが，これはβ-カロテンの吸収率が1/6，β-カロテンのレチノールへの転換効率が1/2と見積もられていることによる。

以上をふまえると，レチノール活性当量とレチノール，β-カロテン，α-カロテンおよびβ-クリプトキサンチンの関係は次のようになる。

$$レチノール活性当量(\mu gRAE) = レチノール(\mu g) + 1/12\,\beta\text{-}カロテン(\mu g)$$
$$+ 1/24\,\alpha\text{-}カロテン(\mu g) + 1/24\,\beta\text{-}クリプトキサンチン(\mu g)$$

② **ビタミンD**　　ビタミンD（カルシフェロール）には，キノコ類に含まれるビタミンD_2（エルゴカルシフェロール）と動物性食品に含まれるD_3（コレカルシフェロール）がある。両者の分子量はほぼ等しく，ヒトに対してほぼ同等の生理活性を示すとされているが，ビタミンD_3のほうがビタミンD_2より生理活性は大きいとの報告もある。

③ **ビタミンE**　　ビタミンEは，蛍光検出-高速液体クロマトグラフ法で分析され，α-，β-，γ-およびδ-トコフェロールの成分値が収載されている。

④ **ビタミンK**　　ビタミンKにはK_1（フィロキノン）とK_2（メナキノン類）があり，両者の生理活性はほぼ同等である。ビタミンKは蛍光検出-高速液体クロマトグラフ法で分析され，成分値は原則としてビタミンK_1とK_2（メナキノン-4）の合計で示されている。

⑤ **ビタミンB群**

a. **ビタミンB$_1$**：**ビタミンB$_1$**（チアミン）は，蛍光検出-高速液体クロマトグラフ法で分析され，成分値はチアミン塩酸塩相当量で示されている。

b. **ビタミンB$_2$**：**ビタミンB$_2$**（リボフラビン）は，蛍光検出-高速液体クロマトグラフ法で分析されている。

c. **ナイアシン**：**ナイアシン**は，体内で同じ作用を持つニコチン酸，ニコチン酸アミドなどの総称である。微生物学的定量法で測定され，成分値はニコチン酸相当量で示されている。ナイアシンは，食品からの摂取以外に，生体内でトリプトファンから一部生合成される。

d. **ナイアシン当量**　　日本人の食事摂取基準（2020年版）で用いられているナイアシン当量（NE）を考慮して追補2016年において，ナイアシンとトリプトファンからナイアシン当量を算出し，成分項目として追加した。トリプトファンの活性はナイアシンの1/60であることから，ナイアシン当量（mgNE）＝ナイアシン（mg）＋1/60（mg）トリプトファンとされる。

e. **ビタミンB$_6$**：**ビタミンB$_6$**は，ピリドキシン，ピリドキサール，ピリドキ

サミンなどの総称である。微生物学的定量法で測定され，成分値はピリドキシン相当量で示されている。

　f. ビタミンB₁₂：ビタミンB₁₂はシアノコバラミン，メチルコバラミン，アデノシルコバラミン，ヒドロキソコバラミンなどの総称である。微生物学的定量法で測定され，成分値はシアノコバラミン相当量で示されている。

　g. 葉酸，パントテン酸，ビオチン：微生物学的定量法で測定されている。

　⑥ ビタミンC　食品中においてビタミンCは，L-アスコルビン酸（還元型）およびL-デヒドロアスコルビン酸（酸化型）として存在する。その効力値は同等とみなされ，両者の合計値が成分値として収載されている。成分値は，可視部吸光検出-高速液体クロマトグラフ法により測定されている。

5）食塩相当量

　食塩相当量は，ナトリウム量に2.54を乗じて算出した値が示されている。ナトリウム量には食塩に由来するもののほか，ナトリウムイオン，グルタミン酸ナトリウム，アスコルビン酸ナトリウム，リン酸ナトリウム，炭酸水素ナトリウム等に由来するものも含まれる。

　ナトリウム量に乗じる2.54は，食塩（NaCl）を構成するナトリウム（Na）の原子量（22.989770）と塩素（Cl）の原子量（35.453）から，下式により算出したものである。

　NaClの式量／Naの原子量 ＝ （22.989770＋35.453）／22.989770 ≒ 2.54

6）アルコール

　アルコールは，し好飲料および調味料に含まれるエチルアルコールの量が収載されている。浮標法，水素炎イオン化検出－ガスクロマトグラフ法または振動式密度計法により測定されている。

7）備　考　欄

　食品の内容と各成分値等に関連の深い重要な事項について，次の内容がこの欄に記載されている。

　① 食品の別名，性状，廃棄部位，あるいは加工食品の材料名，主原材料の
　　 配合割合，添加物等。

②　硝酸イオン，カフェイン，ポリフェノール，タンニン，テオブロミン，
ショ糖，調理油等の含量。

8）数値の表示方法

　成分値の表示は，すべて可食部100 g当たりの値である。廃棄率の単位は重
量％である。エネルギーの単位はkcalおよびkJとし整数で表示されている。

　一般成分の水分，アミノ酸組成によるたんぱく質，たんぱく質，脂肪酸のト
リアシルグリセロール当量で表した脂質，脂質，利用可能炭水化物（単糖当
量），利用可能炭水化物（質量計），差引き法による利用可能炭水化物，食物繊
維総量，糖アルコール，炭水化物，有機酸および灰分の単位はgであり，小数
第1位まで表示されている。

　無機質について，ナトリウム，カリウム，カルシウム，マグネシウムおよび
リンの単位はmgとし整数で，鉄および亜鉛の単位はmgとし小数第1位まで，
銅およびマンガンの単位はmgとし小数第2位まで，ヨウ素，セレン，クロム
およびモリブデンの単位はμgとし整数で，それぞれ表示されている。

　ビタミンAの単位はμgとし整数で，ビタミンDの単位はμgとし小数第1位ま
で，ビタミンEの単位はmgとし小数第1位まで，ビタミンKの単位はμgとし整
数で，ビタミンB_1，B_2，B_6およびパントテン酸の単位はmgとし小数第2位ま
で，ナイアシン，ナイアシン当量の単位はmgとし小数第1位まで，ビタミン
Cの単位はmgとし整数で，ビタミンB_{12}およびビオチンの単位はμgとし小数第
1位まで，葉酸の単位はμgとし整数で，それぞれ表示されている。

　アルコールと食塩相当量の単位はgとし，小数第1位まで表示されている。

　各成分において，「－」は未測定であること，「0」は食品成分表の最小記載
量の1/10（ヨウ素，セレン，クロムおよびモリブデンにあっては3/10，ビオチン
にあっては4/10）未満または検出されなかったことを，「Tr（微量，トレース）」
は最小記載量の1/10以上〜5/10未満であることを示す。ただし，食塩相当量
の「0」は算出値が最小記載量（0.1 g）の5/10未満であることを示す。

　文献などにより含まれていないと推定される成分については推定値として
「（0）」と表示され，同様に微量に含まれていると推定されるものについては

「(Tr)」と記載されている。

「アミノ酸組成によるたんぱく質」,「脂肪酸のトリアシルグリセロール当量」
および「利用可能炭水化物（単糖当量)」については，原則としてアミノ酸成
分表2020年版，脂肪酸成分表2020年版または炭水化物成分表2020年版の収載値
に基づき個別の組成成分値から算出されているが，計算食品においては，原材
料食品の「アミノ酸組成によるたんぱく質」,「脂肪酸のトリアシルグリセロー
ル当量」および「利用可能炭水化物（単糖当量)」から算出されたものもある。
さらに，これらの組成を諸外国の食品成分表の収載値から借用した場合や原材
料配合割合（レシピ）等を基に計算した場合には，（ ）を付けて数値が示され
ている。なお，無機質，ビタミン等においては，類似食品の収載値から類推や
計算により求めた成分について，（ ）を付けて数値が示されている。

9）質量と重量

各分野において，「重量」を質量の意味で用いている場合には「重量」を
「質量」に置き換えることが進んでいる。食品成分表2015年版では，「重量」
から「質量」への変更は利用者にとってはなじみが薄い用語への変更であった
ため，「重量」が使用されたが，教育面での普及もあり2020年版では「質量」
が使用されている。

10）食品の調理条件

食品の調理条件は，一般的な調理（小規模調理）を想定して条件が定められ
ている。加熱調理は，水煮，ゆで，炊き，蒸し，電子レンジ調理，焼き，油炒
め，ソテー，素揚げ，天ぷら，フライおよびグラッセ等であり，非加熱調理は
水さらし，水戻し，塩漬およびぬかみそ漬等である。食品の調理に際しては，
水さらしや加熱により食品中の成分が溶出したり変化したりする。一方，調理
に用いる水や油の吸着により食品の質量が増減する。調理した食品の成分値は，
調理前の食品の成分値との整合性を考慮し，原則として調理による成分変化率
が求められ，これを調理前の成分値に乗じて算出されている。

栄養価計算にあたっては，調理した食品全質量に対する成分量が，本成分表
の調理した食品の成分値（可食部100 g当たり）と調理前の可食部質量を用い，

次式により算出できる。

調理した食品全質量に対する成分量(g) ＝ 調理した食品の成分値(g/100 gEP)
× 調理前の可食部質量(g)/100(g)×重量変化率(%)/100

また，廃棄部を含めた原材料質量（購入量）は，本成分表の廃棄率と調理前の可食部質量を用い，次式により算出できる。

廃棄部を含めた原材料質量(g)＝ 調理前の可食部質量(g)
×100/(100－廃棄率(%))

さらに，本成分表に収載されている原材料から調理加工食品や料理などの栄養成分を計算で求める方法が，食品成分表2015年版第3章の「3　そう菜」に示されている。これにより，調理加工食品や料理などの栄養成分が的確に算出できる。

食品成分の構造と機能の基礎

★ **概要とねらい**

　食品に限らず，この世界に存在する物は，すべて化学物質である。食物を理解することの根底には，それを構成する成分を化学的に理解することが必須である。また，その機能はこれをもとにして初めて正しく理解することができる。

　本章では，食物を構成する五大栄養素，すなわち水，炭水化物，脂質，ビタミン，無機質について，その化学構造の基礎を平易に解説している。化学構造式に関しては，苦手意識をもつ学生諸氏に配慮して極力少なくするよう努めている。しかし，成分の正確な理解には，化学構造式に基づくアプローチが，結果的には最良な理解に最短で至ると考えており，必要と思われる化学構造式については，あえて削減していない。これにより，水の重要な働き，炭水化物の多彩な種類と機能，たんぱく質や脂質の栄養，加工や調理での変幻な役割，ビタミンや無機質の機能について，科学的，論理的な理解に導けるものと考えている。

　食品成分に対する正確な理解は，食品の栄養，嗜好性，加工性，保存性，調理性，さらには商品性，流通適性などの理解に不可欠であり，諸氏の努力を促したい。

1. 水　　分

　生物は，水がなくては生きることはできず，水は生命の維持に最も重要な物質の一つである。成人では体重の約60%が水から構成され，1日に補給すべき水の目安は食事以外に1.5L以上といわれている。

　水は溶媒としていろいろな物質を溶かし，物質の運搬や化学反応の場として働く一方，生体内において体構造の維持，代謝やさまざまな酵素反応の場を提供している。食品中の水分は食品の保存性，組織のテクスチャー，色・味・香りの変化等に重要な役割を果たしている。また，調理加工においても水は，煮る，蒸す，浸漬，吸収，濃縮等のさまざまな操作と密接に関係している。

（1）水の構造と水素結合

　水の分子式はH_2O（分子量18）で表され，2個の水素原子Hと1個の酸素原子Oから構成される。水分子の形は図2-1のように，半径1.4Å（0.14nm）の酸素原子の球に，半径1.2Å（0.12nm）の水素原子が2個くい込むような形をしており，酸素-水素間距離は0.957Å（0.0957nm）である。また，2つの水素-酸素結合のなす角度は104.5°であり，直径が約3Åの球と考えてよい。

　ところで水分子の酸素は図2-2に示すように，最外殻に電子を6個もつ。電子2個が対になったものを**電子対**といい，対になっていない1個ずつの電子のことを**不対電子**と呼ぶ。水分子は，最外殻の電子6個のうち，不対電子2個は水素と電子を出し合って共有電子対をつくり，共有結合をし，残りの電子4個は2個ずつ対になって原子の周りに存在している。このとき，他の原子の電子と共有されていない電子対を**非共有電子対**，または**孤立電子対**とよぶ。水分子では，水素原子に比べ酸素原子の電気陰性度（原子が結合す

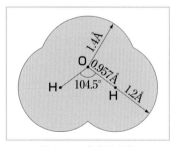

図2-1　水分子の形

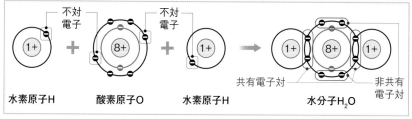

不対電子　不対電子

水素原子H　　酸素原子O　　水素原子H　　水分子H₂O

共有電子対　　　　　　　　非共有電子対

図2-2　水分子ができるしくみ

るときに，電子を引き寄せる強さを数値的に
表したもの）が大きいため，共有電子対は
酸素原子側に偏り，酸素原子が負に，水素
原子が正に帯電した状態になる。このよう
な状態の水素原子は，別の水分子の酸素原
子の非共有電子対や，他の分子中の電気陰
性度の大きな原子の非共有電子対（孤立電
子対）と結びつくことができる。このよう
にして形成される結合を**水素結合**という。

図2-3に示すように一つの水分子は，
水素結合を形成する能力のある水素原子が
2個と，非共有電子対が2個存在するので，
最大で4個の水素結合をすることができる。
一つの水分子は1〜4個の水素結合を形成
して，水の集合体（クラスター）を形成す
る。水素結合は，共有結合，イオン結合，
金属結合より結合する力は弱いが，ファンデルワールス力より強い結合である。

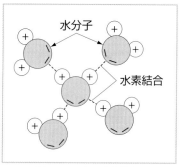

図2-3　水の水素結合
野口駿：食品と水の科学，幸
書房（1992）

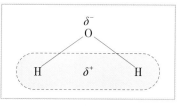

図2-4　水分子の極性

また，水分子は，図2-4に示すように共有電子対が陰性の強い酸素原子の
ほうに引き寄せられ，正負に帯電している。2つの水素–酸素結合のなす角度
は104.5°と一直線上ではないため，分子内部での正電荷の中心と負電荷の中心
が一致しない（双極子）。このような分子を極性をもつ分子という。

（2）水の性質

　一般に分子からなる物質，つまり分子性物質は分子間力が強いほど結晶を崩して溶解したり，分子と分子を離して蒸発するときに大きいエネルギーが必要となる。そのため分子性物質は分子間力が強いほど融点や沸点は高くなる。特に分子の構造の似ている物質では，分子量が大きいほど分子間力が大きくなるため，分子量が大きい物質ほど融点・沸点が高くなる傾向がある。

　極性をもつ水は分子同士の静電的な力も加わり引き合うため，極性をもたない分子よりも分子間力が強い。水分子同士がさらに水素結合によって結ばれていることで水は非常に強い分子間力となるため，特徴的ないくつかの性質をもつ。

　一つは，分子量が同じ位の物質（CH_4やNe等）と比較すると融点や沸点が異常に高く，また周期表の酸素と同じ16族の水素化物（H_2S，H_2Se等）と比較しても沸点が異常に高いことである。一方，水は多くの物質を溶解させる性質がある。これは図2-5のように，水分子が水素結合や静電引力によって溶質の分子やイオンを取り囲み水和するためである。また，水分子は氷になると体積が9％ほど増加し，融解すると体積は元に戻る性質をもつ。これは，氷が図2-6のように，水分子が規則正しく配列しているものの，水に比べて隙間が多いためである。そのため氷が溶けて水になると，結晶格子が崩れ隙間に水分子が入り込んで体積が減少する。このため，野菜や肉を冷凍する

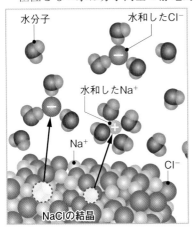

図2-5　NaClの水和と溶解平衡

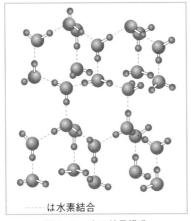

―――は水素結合

図2-6　氷の結晶構造

と組織の細胞は壊れ，解凍したときに自己消化やドリップ現象が起きる。

（3）食品中の水

1）食品に含まれる水分量

　食品は，その多くが生物由来のものであるため水分含量は高く，その水分量は収穫や製造時の条件，保存条件などにより大きく変動する。水分含量の目安は，野菜類やキノコ類が90％前後と最も高く，次いで果実類が85％前後である。イモ類は65〜85％と種類によって差が大きい。魚肉類では生鮮魚介類は70〜80％のものが大部分であり，獣鳥鯨肉類は60〜70％と魚介類より少し低い。牛乳は88％，卵類は70〜75％である。一方，乾燥されている穀類は10〜15％，乾燥豆類も10数％である。砂糖や油脂にはほとんど水は含まれず0％である。

2）結合水と自由水

　食品中の水の存在形態は結合水と自由水の2つに大別できる。**結合水**は，食品中の電解質，たんぱく質，炭水化物等の溶質分子と強く相互作用をもち，溶質の分子表面に束縛された状態にある。結合水は普通の水とは異なり，乾燥によって簡単に取り除くことはできない水で，氷点下の比較的高い温度では凍結せず，強く束縛された水は非常に低い温度でも凍結しない不凍水である。また溶媒としての働きはもたず，微生物の生育や酵素にも利用されにくい。

　束縛された水はその束縛の程度によってさらに単分子層吸着水，多層吸着水に分けて考えることができる。**単分子層吸着水**は，食品のたんぱく質や炭水化物などのアミノ基−NH_2やカルボキシ基−$COOH$，ヒドロキシ基−OHなどの官能基や，Na^+やCl^-などの無機イオンと，水分子が表面で直接結びつき，単分子の層に並んで運動できない水（図2-7-(a)）である。さらに単分子層吸着水の外側に，水分子が2〜3層からなり束縛される力は弱いが自由に動くことができない**多層吸着水**（図2-7-(b)）がある。

　一方，**自由水**とは，食品の組織中に保持され，食品成分と結合していない水である。食品中で自由に分子運動ができ，外に飛び出すことができるので容易に乾燥によって取り除くことができる。また0℃で凍結し，種々の溶質の溶媒

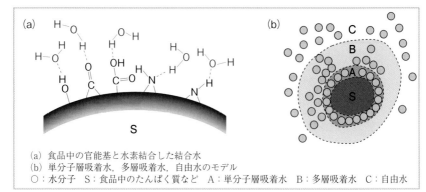

(a) 食品中の官能基と水素結合した結合水
(b) 単分子層吸着水，多層吸着水，自由水のモデル
○：水分子　S：食品中のたんぱく質など　A：単分子層吸着水　B：多層吸着水　C：自由水

図2-7　結合水と自由水

としての働きももつ。自由水を利用して細菌，カビや酵母は生育するため，食品の腐敗を防ぐには自由水はできるだけ少ないほうが保存性はよい。

3）水 分 活 性

　水分を含む食品では，水分子は熱により水蒸気となり一部は食品の外に飛び出すことができる。食品の外に飛び出す水蒸気の量は温度が高いほど多く，他に密閉容器の容積や湿度によっても異なる。そこで図2-8のように，分母と分子に同温で同じサイズの密閉容器を用意する。分母に純水（塩類やイオン，炭酸ガスなどの不純物が含まれない水）を入れ一定時間放置すると，容器内の水蒸気は飽和となり，最も湿度（相対湿度）が高く100％になる。このときの水蒸気圧をP_0（分母）とする。純水の水蒸気圧（相対湿度）は最も大きく，食品では結合水が存在するのでそれより低くなる。

一方，分子に食品を入れ放置すると，一定時間後に一定の水蒸気圧P（分子）を示すようになる。このとき容器の中は，一定の湿度（相対湿度）RHになっている。この値（PまたはRH）は食品の水分含量，食品中の塩分，たんぱく質，脂質，炭水化物などの成分含量により決定される。

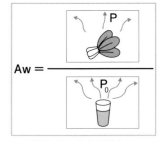

図2-8　水分活性とは

水分活性（water activity，Aw）は，食品を入れた密閉容器内の水蒸気圧Pとその温度における純水の水蒸気圧P_0の比で定義され，以下の式で表される。

$$Aw = \frac{P}{P_0} = \frac{RH}{100}$$ 　　P_0：純水の水蒸気圧　　　P：食品の水蒸気圧　　　RH：食品の相対湿度

　純水の水分活性は分母と分子が同じであるためAw ＝ 1.0となるが，無水物食品では分子が0なのでAw ＝ 0である。したがって純水を含めた食品の水分活性は 0 ≦ Aw ≦ 1.0 となる。溶液の蒸気圧は，溶質の分子数の割合（モル分率*1）が高いほど，すなわち濃度が高いほど溶媒（水溶液の場合は水）の分子数の割合（水のモル分率）が低くなるので低下する。食品中の水は溶液であり，溶質の濃度により水蒸気圧が低下している。また，食品中の成分により結合水となっているため蒸発が束縛され，さらに水蒸気圧が低くなる。

　表2-1に各種食品の水分活性の概略値を示した。生鮮食品は水分活性が0.98以上を示し変質しやすいが，水分活性が0.6〜0.65以下の食品は乾燥食品であり冷蔵や冷凍をしなくても室温で長期間保存可能な食品である。

＊1　特定の成分の物質量と全体の物質量との比で表したもの。例えば水19molに塩化ナトリウム1molが溶けた塩化ナトリウム水溶液では，塩化ナトリウムのモル分率は1/（19＋1）＝0.05，水のモル分率は19/（19＋1）＝0.95となる。

表2-1　各種食品の水分活性の概略値

Aw	食品
1.00〜0.95	新鮮肉，果実，野菜，シロップ漬けの缶詰果実，塩漬けの缶詰野菜，フランクフルトソーセージ，レバーソーセージ，マーガリン，バター，低塩ベーコン
0.95〜0.90	プロセスチーズ，パン類，高水分の干しプラム，生ハム，ドライソーセージ，高食塩ベーコン，濃縮オレンジジュース
0.90〜0.80	熟成チェダーチーズ，加糖練乳，ハンガリアサラミ，ジャム，砂糖漬けの果実の皮，マーガリン
0.80〜0.70	糖蜜，生干しのイチジク，高濃度の塩蔵魚
0.70〜0.60	パルメザンチーズ，乾燥果実，コーンシロップ
0.60〜0.50	チョコレート，菓子，蜂蜜，ヌードル
0.4	乾燥卵，ココア
0.3	乾燥ポテトフレーク，ポテトチップス，クラッカー，ケーキミックス
0.2	粉乳，乾燥野菜，クルミの実

（J. A. Troller, J. H. B. Christian　食品と水分活性　学会出版センター　1981）

4）等温吸湿脱湿曲線

食品の水分含量と水分活性の関係を表したグラフを**等温吸湿脱湿曲線**とよび，これは等温吸湿曲線（水分吸着等温線）と等温脱湿曲線（水分脱湿等温線）のグラフを一つにまとめたものである（図2-9）。ある乾燥した食品を復水させたときの，一定温度での水分量を縦軸に水分活性を横軸に表した曲線を等温吸湿曲線（水分吸着等温線）といい，同じ食品を乾燥したときのそれらを表した曲線が等

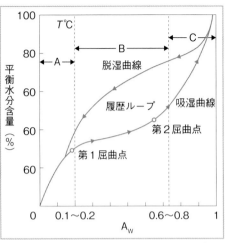

図2-9 食品の平均的な等温吸湿脱湿曲線
A：単分子層吸着水　B：多層吸着水　C：自由水

温脱湿曲線（水分脱湿等温線）である。一般に吸湿曲線と脱湿曲線は異なり，吸湿曲線は脱湿曲線の下方を通り，同一の水分活性でも脱湿時のほうが吸湿時より水分含量が高くなる。これらの曲線は食品の種類，性質によって異なるカーブを描くことから，食品中の水の存在状態を知る手段として用いられる。

乾燥した食品を高湿度の状態におくと吸湿が始まり，吸湿曲線は逆S字型曲線（シグモイドカーブ）を描く。図2-9で0から第1屈曲点までのAの部分は食品の表層に水の単分子が結合する単分子層吸着水，B部分はそれに続いて水が多層に結合する多層吸着水，第2屈曲点からのC部分は自由水に対応する。

（4）食品の保存と水

食品の腐敗の原因となる微生物などは，生育に自由水が必須である。そのため食品の保存性の向上に水分活性は非常に重要な指標となる（図2-10）。

1）食品の水分活性と保存性

微生物や酵母，カビなどの生物は一定の水分活性以上でないと生育することができない。それはこれらの生物が生育のために利用できる水が自由水のみで

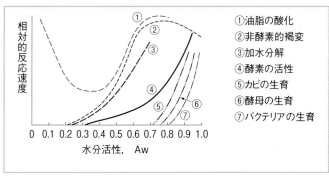

図2-10　食品の変質と水分活性

あり，結合水は活用できないためである。一般的な細菌はAw ≧ 0.90，一般的な酵母：Aw ≧ 0.88，一般的なカビ：Aw ≧ 0.80が生育に必要な水分活性であり，Aw < 0.60ではすべての微生物の生育が阻止される。

　したがって食品の保存性の向上には，水分活性の低下が重要である。その手段として，①水分含有量を減少させ水分活性を低下させる，②水分含有量を変えずに水分活性を低下させる，の2つが考えられる。①は，食品を乾燥させることで自由水の量を減らし，水分活性を下げることである。自由水は容易に乾燥で減少するので，古くから乾燥野菜や魚の干物など，食品保存のために乾燥が行われてきた。②は食塩や砂糖の添加や冷凍である。砂糖や食塩を添加すると自由水は溶液となり水のモル分率が低下し，水分活性が低下する。また，これらと結合し，その結果，結合水の割合が増え自由水は減るため水分活性は低下する。表2-2に食塩とショ糖（スクロース）を添加したときの添加量の違いによる水分活性を示した。この表から等量の添加では

表2-2　NaCl，スクロース添加量と水分活性

Aw	NaCl(%)	スクロース(%)
1.00〜0.95	0 〜 8	0 〜44
0.95〜0.90	8 〜14	44〜59
0.90〜0.80	14〜19	59〜飽和（Aw0.86）
0.80〜0.70	19〜飽和（Aw0.75）	
0.70〜0.60		
0.60〜0.50		
0.4		
0.3		
0.2		

（J. A. Troller, J. H. B. Christian　食品と水分活性　学会出版センター　1981）

ショ糖と比較して食塩のほうが水分活性は低下することがわかる。これは１モルが食塩は58.5g，ショ糖は342gであり，同じ重量では食塩はショ糖に比べ分子数が約６倍多く，また食塩は水溶液中でナトリウムイオンと塩素イオンに解離するため，分子の数はさらに２倍になり水のモル分率が非常に低くなるためである。さらにそれが水分子と結合して結合水をつくるため，水分活性は低下する。食品の保存に塩蔵が多く利用されるのはこのためである。

　また食品を冷凍すると，自由水は０℃で凍結するため，自由水の割合が減少し水分活性は低下する。例えばアイスキャンディーを作ろうとジュースを冷凍庫で凍らせると，最初に表面で凍るのは味や色がほとんどない氷であることを経験したことがないだろうか。このときも，はじめに凍結したのはジュース中の自由水であり，次に束縛の程度の少ない水から凍るためにこのようなことが起こるのである。食品を冷凍すると保存性が向上するのは，低温によって微生物などの生育が抑制される以外に，水分活性が低いことも関係している。

　しかし，水分活性は低ければ低いほどよいわけではない。図２-10にみられるように，水分活性が0.3以下になると脂質は酸素や光によって酸化しやすくなる。これは食品中の単分子層吸着水などの結合水が，食品中の脂質が空気中の酸素と接触するのを防いでいるなどのためといわれている。一方，非酵素的褐変反応のアミノカルボニル反応は多くの食品で起こる褐変反応であるが，水分活性が0.7〜0.8程度の時に最も反応しやすく，褐変は進行する。これはアミノ基とカルボニル基の反応に水がある程度は必要であるが，水が多すぎると基質が希釈されて反応が遅くなるためといわれている。

２）中間水分食品

　水分活性が0.65〜0.85の食品は，**中間水分食品**とよばれる。乾燥食品のように復水する必要がなく，そのまま食べることができ，冷蔵の必要もなく，長期間保存ができる。ハチミツ，ジャム類，マーマレード，シロップ，乾燥果実，パルメザンチーズや，日本の伝統的食品の干しガキ，ようかん，ぎゅうひ，魚介干物等が中間水分食品である。これらの食品は保存性が良好であるが，アミノカルボニル反応による褐変が起こりやすいので注意しなければならない。

2．炭 水 化 物

　果物に含まれるブドウ糖（グルコース）や果糖（フルクトース），砂糖の主成分であるショ糖（スクロース），穀物やイモ類に多いデンプン等は糖質といわれ，人の重要なエネルギー源である。また，セルロースは木材等の構造体であるため，地球上に最も多く存在する有機物といわれ，紙や綿の繊維を構成している。これらは元素組成が$C_n(H_2O)_m$で表されるため，**炭水化物**と名付けられた。しかし，この組成式に合わないもの，合っていても酢酸$C_2(H_2O)_2$や乳酸$C_3(H_2O)_3$のように炭水化物の性質を示さないものもある。そのためこの名称は厳密には正しいものではないとされるが，現在も慣用的に用いられている。

　ショ糖を加水分解するとブドウ糖と果糖が得られる。また，デンプンやセルロースを加水分解するとブドウ糖が得られる。しかし，ブドウ糖や果糖は加水分解することができず，無理に分解すると炭水化物ではないものとなる。ブドウ糖や果糖は，それ自体が炭水化物であり，また多くの炭水化物の基本単位となっている。このようなものを単糖（monosaccharide）という。ショ糖はブドウ糖と果糖が結合したものであり，二糖とよばれるが，一般に2個から10個程度の単糖が結合してできた糖を少糖（oligosaccharide）という。また，デンプンやセルロースは多数のブドウ糖が結合したものであるが，このように多数の単糖が結合してできている炭水化物を多糖（polysaccharide）という。

（1）単糖類とその誘導体

1）単 糖 類

　単糖は無数に存在する少糖や多糖の構成単位となるもので，それ自体多くの種類がある。単糖は「多価アルコールのカルボニル誘導体」と定義されている。多価アルコールとは1分子に2つ以上の水酸基（-OH）をもつアルコールで，そこにさらにカルボニル基（>C=O）を有している，すなわちアルデヒド（-CHO）またはケトンとなっている化合物である。この定義に合う最も簡単

な単糖には炭素数が3個のグリセルアルデヒドとジヒドロキシアセトンがある。

グリセルアルデヒドは末端の炭素がカルボニル基となっている，すなわちアルデヒドであり，ジヒドロキシアセトンはカルボニル基は末端でなく，炭素と炭素に挟まれているケトンの構造をしている。単糖類の種類は多いが，グリセルアルデヒドのようなアルデヒドとなっている**アルドース**（aldose）と，ジヒドロキシアセトンのようにケトンとなっている**ケトース**（ketose）の，2つの系統に大別される。また，単糖類は炭素数によっても分類されており，炭素数3個の単糖を**三炭糖**（トリオース），4個のものを**四炭糖**（テトロース），5個のものを**五炭糖**（ペントース），6個のものを**六炭糖**（ヘキソース）という。

2）単糖の立体異性体

炭素原子が4つの原子や基と結合すると，正4面体構造をとり，空間を4等分する方向にそれらを配置する。このとき，4つの原子や基がすべて異なるものであると，立体的に異なる2つの異性体が可能となる。4つの異なる原子や基が結合した炭素原子を**不斉炭素原子**（asymmetric carbon atom）という。グリセルアルデヒドの2位の炭素原子は不斉炭素原子であり，2つの**立体異性体**が存在する。これらの異性体は**キラル**（chiral）であり，実像と鏡像が重ならない関係のため，**鏡像異性体**（enantiomer）という。また，右手と左手の関係と同じため，**対掌体**（antipode）ともいわれる。単糖の立体異性体を区別して表すには，図2-11のようにカルボニル基を上に，第一級アルコール基（$-CH_2OH$）を下にして書き，紙面上に不斉炭素原子をおいて，上下の原子を紙面の奥，左右の原子を手前になるように投影して表示する。この表し方を**Fischer（フィッシャー）投影法**という。このとき不斉炭素原子に付く水酸基が右側にくるものをD型，左側にくるものをL型という。グリセルアルデヒドにはD-グリセルアルデヒドとL-グリセルアル

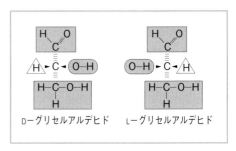

D-グリセルアルデヒド　　L-グリセルアルデヒド

図2-11　グリセルアルグレードの立体異性体

デヒドがあることになる。

　アルドースでは四炭糖，五炭糖，六炭糖はそれぞれ2，3，4個の不斉炭素原子があり，水酸基の向きの組み合わせにより，それぞれ$2^2 = 4$（2組の鏡像体），$2^3 = 8$（4組の鏡像体），$2^4 = 16$（8組の鏡像体）の立体異性体が存在する。ケトースは四炭糖より立体異性体が存在し，不斉炭素原子数は炭素数の同じアルドースより1つ少ない（図2-12）。

　立体異性体で鏡像体の関係にないものを**ジアステレオマー**（diastereomer）という。鏡像体は後に述べる光学的性質以外の性質がほとんど同じなのに対し，ジアステレオマー間では異なる。それゆえ，ジアステレオマーはそれぞれに別々の名称が付けられ，鏡像体はD，Lで区別される。複数の不斉炭素がある単糖では，カルボニル基より最も離れた位置にある不斉炭素の立体配置が，Fischer投影法でD-グリセルアルデヒドと同じものをD系列，左にあるものをL系列としている。また，複数の不斉炭素原子のうちの1つの立体配置のみが異なるジアステレオマーを**エピマー**（epimer）という。

　これらの異性体に**偏光**＊2を通すと，その**偏光面**を回転する性質（**旋光性**という）がある。こうした性質を示す物質を**光学活性**な物質という。偏光面を右に回転するものを**右旋性**（＋で表す），左に回転するものを**左旋性**（－で表す），その角度を**旋光度**という。旋光度α_λ^tは波長λ（ラムダ）の単色光，温度t℃での旋光度を表す。濃度$1\,g/cm^3$，光の通過距離$1\,dm$のときの旋光度を比旋光度，$[\alpha]_\lambda^t$という。鏡像体の関係にあるものは比旋光度が正負逆の値を示す。立体異性体は旋光性が異なるので，**光学異性体**（optical isomer）ともいわれる。ブドウ糖はD-グルコースであるが，その鏡像体であるL-グルコースはブドウ糖ではない。また，D-フルクトースは果糖であるが，L-フルクトースは果糖ではない。

＊2　平面上に振れる光。その振動面を偏光面という。

3）単糖の環状構造

　これまで述べてきた単糖類の構造は，**鎖状構造**と呼ばれるものである。しかしながら実際の単糖類は鎖状構造の状態にあるものはわずかであり，大部分は

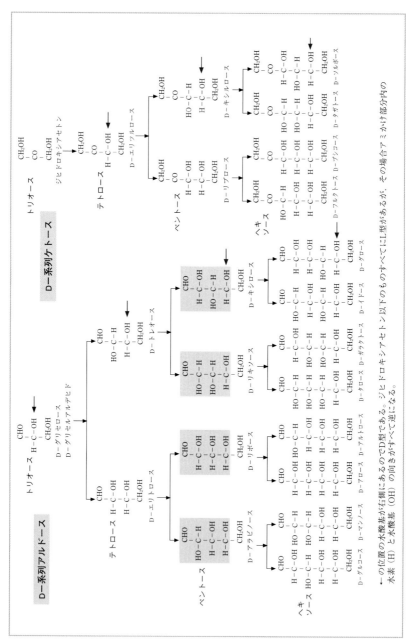

図 2-12 単 糖 類

以下に述べる**環状構造**で存在する（図2-13）。また，水溶液ではそれらの平衡混合物として存在している。

　アルデヒドやケトンのカルボニル基は水酸基と反応して結合*3する。このため四炭糖以上のアルドースや五炭糖以上のケトースでは分子内の水酸基と結合して環状構造となる。形成される環状構造は5員環（**フラノース構造**），または6員環（**ピラノース構造**）が歪みがなく構造が安定しており，支配的である。例えばD-グルコースの水溶液では鎖状構造となっているものは全体の

*3　それぞれヘミアセタール，ヘミケタールを形成する。

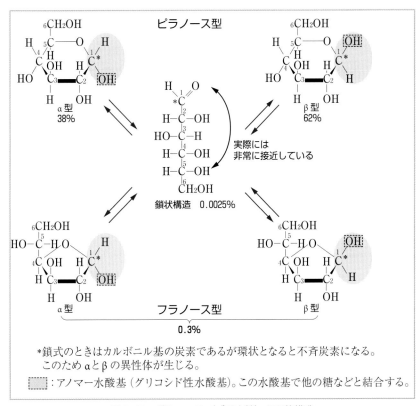

*鎖式のときはカルボニル基の炭素であるが環状となると不斉炭素になる。
　このためαとβの異性体が生じる。
▢▢▢：アノマー水酸基（グリコシド性水酸基）。この水酸基で他の糖などと結合する。

図2-13　グルコース（ブドウ糖）の環状構造

0.0025％程度しかなく，大部分はカルボニル基と，5位の水酸基が結合してできる環状のピラノース構造となっている。また，わずかであるがフラノース構造のものも混在している（図2-13）。

　単糖が環状構造となるとき，鎖状構造でカルボニル基であった炭素原子には水酸基が付き，新たに不斉炭素原子となる。このため，水酸基の配置により2つの異性体が存在する。この異性体を**アノマー**（anomer）といい，新たにできた水酸基を**アノマー水酸基**あるいは**グリコシド性水酸基**という。また，アノマー水酸基の配置が，鎖状構造でD，Lを決める水酸基と同じである異性体をα型，反対方向の異性体をβ型という。すなわち，ペントースやヘキソースの水溶液では，鎖状構造，ピラノース構造のα型とβ型，フラノース構造のα型とβ型が平衡となって混在しているのである。

　糖類の環状構造の表記にはFischer投影法よりも**Haworth（ハース）投影法**や**透視図**がよく用いられる。Haworth投影法では環を平面と見なし手前を太線で表す。環の中の酸素原子を右手奥とした場合にはFischer投影法で右側に表示された水酸基は下向きになり，左側のものは上向きとなる。

4）アノマー水酸基（グリコシド性水酸基）の性質

　単糖類が環状構造を形成するとき出現するアノマー水酸基は非常に反応性に富んでおり，単糖に存在する水酸基，フラボノイド化合物のようなポリフェノールに存在するフェノール性水酸基，トリテルペン類などにある水酸基などと反応して，**グリコシド結合**（glycosidic bond）を形成する。すなわち少糖類，多糖類などはこの結合によって作られている。また，糖以外のものとグリコシド結合したものを**配糖体**と称する。配糖体の糖以外の部分を**アグリコン**という。なお，グリコシドは一般名で個々の糖についてはグルコースならグルコシド（glucoside），ガラクトースならガラクトシド（galactoside）のように糖名＋オシド（〜oside）で表される。

5）主な単糖類

　① **五炭糖（ペントース）**　　アルドペントースのアラビノース，リボース，キシロース，リキソースは水溶液ではα，βのフラノース型とα，βのピラノー

ス型の平衡混合物として存在する。天然に存在する単糖類はほとんどがD型であるが、アラビノースはL型が多く存在する。

　グリコシド結合する場合、アラビノース、リボースはフラノース型、キシロースはピラノース型で結合することが多い。それぞれ多糖類のアラビナン、リボ核酸（RNA）、多糖類のキシランの構成糖として知られる。リキソースは天然にほとんど存在しない。ケトペントースのリブロースとキシルロースはペントースリン酸経路の構成成分である。

　②　**六炭糖（ヘキソース）**　　アルドヘキソースには8種のジアステレオマー（アロース、アルトロース、グルコース、マンノース、グロース、イドース、ガラクトース、タロース）があるが、自然界にはD型のものが多い。水溶液ではα, βのフラノース型とα, βのピラノース型の平衡混合物として存在する。グリコシド結合はほとんどがピラノース型で形成される。自然界にはこのうちブドウ糖として知られるD-グルコースやD-マンノース、D-ガラクトースが単糖や少糖、多糖として普遍的に存在する。

　ケトヘキソースには（プシコース、フルクトース、ソルボース、タガトース）の4種のジアステレオマーがある。このうちD-フルクトースは果糖として果物やハチミツに存在し、最も甘い糖である。また、砂糖の成分であるショ糖の構成糖でもある。これらの糖類も水溶液中ではα, βのフラノース型とα, β型ピラノースの平衡混合物として存在する。

　自然界には、稀にあるいは少量しか存在しないヘキソース類について、最近希少糖としての利用が盛んに研究されている。

6）単糖類の誘導体

　①　**デオキシ糖**　　2-デオキシ-D-リボース、L-ラムノース（6-デオキシ-L-マンノース）、L-フコース（6-デオキシ-L-ガラクトース）など単糖類の水酸基の一部が水素と置換したものをいう。環状構造を取れるので、グリコシドを形成できる。

　②　**アルドン酸**　　単糖が酸化されて1位のカルボニル基がカルボキシ基となった酸性糖である。D-グルコースの酸化物はグルコン酸で、そのラクトン

であるD-δ-グルコノラクトンは豆腐の凝固
剤として使われる。

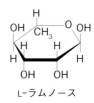

L-ラムノース

　③　**ウロン酸**　　単糖のカルボニル基より
最も離れた-CH_2OH基がカルボキシ基となっ
た酸性糖である。環状構造をとることができ，
多くのポリウロニドの構成成分となっている。
天然に多く存在するのはD-グルコースのウ
ロン酸のD-グルクロン酸，D-ガラクトース
のD-ガラクツロン酸，D-マンノースのD-マ
ンノウロン酸等である。アルギン酸の構成糖
としてL-グロースのウロン酸であるL-グルロ
ン酸，ヘパリン等の構成糖にはイドースのウ
ロン酸である，D-イズロン酸が含まれてい
る。

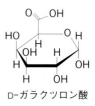

D-ガラクツロン酸

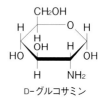

D-グルコサミン

　④　**アミノ糖**　　単糖の水酸基がアミノ基
で置換されたもので，塩基性を示す。D-グルコース，D-ガラクトース，D-マ
ンノースの2位がアミノ基となった，D-グルコサミン，D-ガラクトサミン，
D-マンノサミン等がある。環状構造をとり，キチンやグリコサミノグリカン
などの構成成分となる。

　⑤　**糖アルコール**　　単糖が還元されてできる多価アルコールをいう。エリ
スリトール，キシリトール，ソルビトールなどは低エネルギー甘味料，虫歯に
なりにくい甘味料として用いられている。また，マンニトールは干しコンブの

```
    CH₂OH          CH₂OH         CH₂OH          CH₂OH
 H-C-OH         H-C-OH       H-C-OH         HO-C-H
 H-C-OH        HO-C-H        HO-C-H         HO-C-H
    CH₂OH       H-C-OH        H-C-OH         H-C-OH
                  CH₂OH       H-C-OH         H-C-OH
                                 CH₂OH          CH₂OH
  エリスリトール   キシリトール   ソルビトール   マンニトール
```

白粉である。ミオイノシトールは環状の多価アルコールであり，複合脂質のホスファチジルイノシトールの構成成分である。また，植物中には6-リン酸エステルの**フィチン酸**（phytic acid）として多く存在し，このCa, Mg, Kなどの混合塩が**フィチン**（phytin）である。フィチンは米ぬか（7～8%），豆類，果実に多く存在するが，水に難溶で消化吸収されない。

7）単糖類およびその誘導体の性質

① **還元性**　すべての単糖は**還元性**があり，フェーリング試薬と反応し赤褐色の亜酸化銅の沈殿を生じる。また，銀鏡反応陽性である。還元性は単糖の鎖状構造のアルデヒド基などに基づくものであるが，ケトースも互変異性によりアルドースとなり還元性を示す。

② **甘　味**　ほとんどの単糖は**甘味**があり，特にD-フルクトース（果糖）は最も甘い糖類である。甘味の強さは環状構造やアノマー異性体によって異なり，水温等によりそれらの平衡状態が異なるので，甘味の強さも変化する（甘味度1.2～1.5）。D-フルクトースは低温では甘味の強いピラノース構造のβ型（フラノース型の約3倍の甘さ）が多く（20℃で約77%），α, βのフラノース型が少ない（20℃でそれぞれ約4.7%と19.5%）が，高温ではβ型ピラノースが減少し（85℃で約46%），α型，β型フラノースが増加し（85℃でそれぞれ19%と36%），甘味度が低下する。ピラノース構造のα型はほとんど存在しない。

（2）少糖類（oligosaccharide）

単糖類，アミノ糖類，ウロン酸類などが環状構造をとる際のアノマー水酸基は，他の糖分子の水酸基と縮合[*4]して**グリコシド**（glycoside）を形成する。α型のアノマー水酸基が結合したものを**α-グリコシド**，β型であるものを**β-グリコシド**という。また，この糖がグルコースならばグルコシド，ガラクトースならばガラクトシドなどという（p.36参照）。**グリコシド結合**により2つの糖が結合したものが**二糖**（disaccharide）であり，3個の糖が結合したものを**三糖**（trisaccharide），10個程度までの糖が結合したものをまとめて**少糖**という。

*4　水分子がとれて結合すること。

1）二糖類（disaccharide）

　2つのブドウ糖（D-グルコース）が結合する場合でも，グリコシド結合をする水酸基がα型か，β型か，相手ブドウ糖の何位の水酸基と結合しているのかなど，その組み合わせにより多くの異性体が存在する。例えば，α型のブドウ糖がもう1つのブドウ糖の4位の水酸基と結合（α-1,4結合）したものは**麦芽糖（マルトース）**であり，6位と結合したものはイソマルトース，α型の1位（アノマー位）同士で結合したものはトレハロースである。また，β型のブドウ糖が一方のブドウ糖の4位と結合したものはセロビオースである。異なる糖の組み合わせでも同様に多くの組み合わせが可能であり，二糖類だけでもその種類は莫大なものとなる。少糖類においては結合に参加していないアノマー水酸基が存在するものは還元性を示し，ないものは非還元性である。

　①　麦芽糖（マルトース）　　発芽種子特に麦芽に多く含まれる。また，デンプンやグリコーゲンをアミラーゼ（デンプン加水分解酵素）で加水分解しても得られる。麦芽にはアミラーゼ活性が強いので，デンプンを麦芽で分解して水あめが作られる。麦芽糖はその主要な甘味物質である。麦芽糖を還元すると低エネルギー甘味料の**マルチトール**が得られる。

マルトース

　②　ショ糖（スクロース）　　サトウキビ（11～17%）やテンサイ（15～20%）の汁液に多く含まれ，砂糖の主成分である。α-D-グルコピラノースのアノマー水酸基とβ-D-フラクトフラノースのアノマー水酸基がグリコシド結合した，非還元糖である。温度変化のない強い甘味をもち，理想的な甘味料として大量に消費されている。加水分解されるとブドウ糖と果糖の等量混合物となるが，ショ糖は比旋光度が$[\alpha]_D^{20} = +66.4$なのに対し，この混合物は$[\alpha]_D^{20} = -20$と右

スクロース

旋性から左旋性に変化する。旋光度が左右反転することを**転化**というため，この混合物は転化糖といわれる。

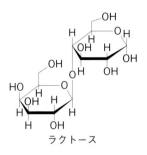

ラクトース

③　**乳糖（ラクトース）**　ほ乳類の乳（人乳約7％，牛乳約4.5％）に存在する，β-D-ガラクトピラノースのアノマー水酸基がD-グルコースの4位水酸基とグリコシド結合した還元糖である。消化酵素のラクターゼにより加水分解され吸収されるが，成人になるに従いこの酵素が分泌されなくなり，牛乳を飲んで下痢を起こしたりすることを**乳糖不耐症**という。

④　**トレハロース**　キノコ類，藻類，昆虫などに存在する，α-D-グルコースのアノマー水酸基同士がグリコシド結合した非還元糖である。保水性が高く，たんぱく質やデンプンを安定に保つ働きがある。

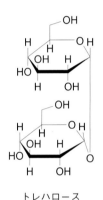

トレハロース

2）その他の少糖類

①　**ラフィノースとスタキオース**　ラフィノース（raffinose）はショ糖のD-グルコース部の6位にα-D-ガラクトースがグリコシド結合をしている非還元性三糖である。また，スタキオース（stachyose）はそのガラクトース部の6位にさらにα-D-ガラクトースが結合している非還元性四糖である。これらは大豆オリゴ糖の主成分であり，ビフィズス菌を増殖させるビフィズス因子であ

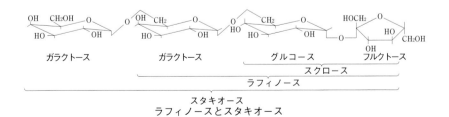

ラフィノースとスタキオース

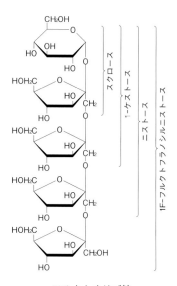

スクロース
1-ケストース
ニストース
1F-フルクトフラノシルニストース

フルクトオリゴ糖

る。整腸作用のある機能性成分として用いられている。

② **フルクトオリゴ糖**　ショ糖のD-フルクトース部の1位水酸基に*β*-D-フルクトースがグリコシド結合で数個結合した非還元少糖である。ショ糖に*Aspergillus niger*由来の酵素*β*-フルクトフラノシダーゼを作用させて生産されている。虫歯になりにくい難う蝕性であり，また難消化性の**ビフィズス因子**でもあるため機能性食品に使用されている。

③ **母乳のビフィズス因子**　人乳には牛乳と較べ多くの少糖類が含まれており，糖質全体に対する割合では初乳で約2.4%，成乳で1.2〜1.3%の含量である。これらの少糖は乳糖にD-グルコース，D-ガラクトース，*N*-アセチル-D-グルコサミン，フコース，シアル酸などが結合したものであり，50種以上が知られている。母乳栄養児の腸内細菌叢が人工栄養児よりもビフィドバクテリウムに富むのは，これらの少糖類の**ビフィズス活性作用**やたんぱく質のラクトフェリンの効果によるとされている。

④ **その他の難消化性オリゴ糖**

a. **ガラクトオリゴ糖**（galacto-oligosaccharide）：ガラクトースを主成分とするオリゴ糖の総称で，2〜6個の糖が結合したものを指すことが多く，母乳や牛の初乳の中に含まれている。乳糖のガラクトース部の4位に*β*型のガラクトースが結合したものが最も多い。

b. **イソマルトオリゴ糖**（isomalto-oligosaccharide）：グルコースの*α*-1,6結合したものを構成糖とするオリゴ糖である。

c. **キシロオリゴ糖**（xylo-oligosaccharide）：キシロビオースを主要成分とするオリゴ糖で，キシランを酵素で加水分解し製造される。

d. ニゲロオリゴ糖 (nigero-oligosaccharide):グルコースを構成糖として，その分子内にα-1,3-グルコシド結合を1個以上もっているオリゴ糖の総称である。ニゲロース，ニゲロシルグルコース，ニゲロシルマルトースなどがある。

e. 乳果オリゴ糖 (ラクトスクロース；lactosucrose) :ショ糖のグルコース部の4位にβ型のガラクトースが結合した3糖である。ショ糖に味質が似ており，ショ糖の30%程度の甘味度である。Ca吸収促進やビフィズス菌増殖効果が知られている。

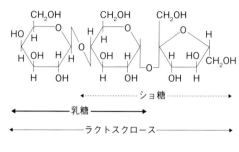

ラクトスクロース「乳果オリゴ」

⑤ シクロデキストリン 通常6〜8個のD-グルコースがα-1,4結合で環状に結合したもので，デンプンに微生物の酵素シクロデキストリングルカノトランスフェラーゼを作用させて製造される。環の内側の部分が疎水性であり，

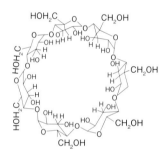

β-シクロデキストリン

疎水性の有機化合物を包摂することができる。このため香り成分の保持，悪臭物質のマスキング，脂溶性ビタミンやプロスタグランジン等の安定化に用いられる。

(3) 多糖類 (polysaccharide, glycan)

多糖類は単一の単糖で構成される**単純多糖** (**ホモグリカン**, homoglycan) と，複数種の単糖よりなる**複合多糖** (**ヘテログリカン**, heteroglycan) に分類される。機能の面では動植物の構造支持の働きをする構造多糖とエネルギー貯蔵等の役割をする貯蔵多糖に分類される。多糖の名称は構成単糖の語尾-oseを-anに変えて付けられる。例えばグルコース (glucose) よりなる多糖はグルカン (glucan），マンノース（mannose）よりなる多糖はマンナン（mannan）となる。

1）単純多糖（ホモグリカン，homoglycan）

① デンプン（starch）
デンプンは植物の貯蔵多糖であり，穀類，イモ類，豆類などに存在するグルカンである。消化吸収されるためヒトのエネルギー源として最も重要なものの１つである。

表2-3　デンプン粒子の大きさと形状

種　類	平均的大きさ(μ)	形　状
大麦・小麦	25	扁豆形
トウモロコシ	17	卵　形
米	7.5	多角形
そば	12.5	多角形
ジャガイモ	45	卵　形
サツマイモ	15	〃

a. デンプン粒：ジャガイモや葛の根などをすり潰して水にさらすと沈澱してデンプンを得ることができる。澱粉の名称の由来でもあるが，これは生デンプンがデンプン粒と呼ばれる密度の大きい（比重約1.65），結晶性の粒子となっているからである。デンプン粒の大きさや形は植物の種類により異なり，また同じ植物でも成熟度などによって異なっている。

b. アミロースとアミロペクチン：デンプンには，約70℃の水で溶解するアミ

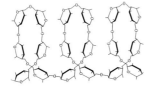

アミロースのらせん構造

α-1,4 結合
アミロース

α-1,6 結合

アミロペクチン

ロースと，溶解しない**アミロペクチン**の２つの成分がある。アミロースは200〜20,000個のD-グルコースがα-1,4グリコシド結合で直鎖状に結合したもので，約6分子で一巻きするらせん状の構造になっている。このらせんの内部はシクロデキストリンと同じように疎水性であり，脂質などの疎水性物質を包摂する機能がある。

アミロペクチンは多くのアミロース単位がα-1,6結合で枝分かれした構造であり，10万から100万個ものグルコースからなっている巨大分子である。アミロペクチン分子は18〜25個のグルコースよりなるアミロース単位が房状に多数分岐した構造をしていると推定されている。

デンプンの呈色反応として知られる**ヨウ素デンプン反応**は，α-1,4鎖が長いほど青色（グルコース残基45個以上）

表2-4　デンプン中のアミロース含量

種類	アミロース(%)
米（もち）	0
米（うるち）	17
タピオカ	17
バナナ	20
ジャガイモ	20
トウモロコシ（もち）	0
トウモロコシ（うるち）	25
小麦	24
サゴ	27
ユリ	34

表2-5　デンプンの結晶化度

デンプンの種類	含水率法	比容積法	X線回折法*
セルロース	0.70	0.69	0.70
ジャガイモ	0.32	0.34	0.24
サツマイモ	0.42	0.45	0.30
タピオカ	0.45	0.47	0.31
小麦	0.45	0.44	0.25
トウモロコシ	0.45	0.42	0.35
もちトウモロコシ	0.31	0.30	
もち米	0.32	0.32	

＊Wakelin法で測定。
（山田哲也　食品成分の相互作用　朝倉書店1980）

が強く，短くなると紫色（35〜45個），赤色（20〜30個），褐色（12〜15個），無色（12個以下）となる。このためアミロースのヨウ素デンプン反応は青色を呈し，アミロペクチンは赤紫色を呈する。多くの植物デンプンはアミロース15〜30％，アミロペクチン70〜85％であるが，もち米やもちトウモロコシ等のようにほとんどアミロペクチン100％のものや逆にアミロース含量が高い種類もある。

デンプン粒はアミロースとアミロペクチンを主成分とし，水素結合で規則的に集合した結晶性の部分（ミセル）と非結晶性の領域が密に組み合わさって形

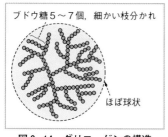

ブドウ糖5～7個，細かい枝分かれ

ほぼ球状

図2-14　グリコーゲンの構造
（菅原龍幸監修　Nブックス新版食品
学Ⅰ　建帛社　2016 p.49）

成されている。結晶化度は植物の種類によって異なるが，おおよそ20～40%である（表2-5）。このミセル部分にはアミロペクチンの房状の外部鎖が2本絡み合い二重らせんを形成し配列されていると考えられている。また，非晶質の部分はアミロースやアミロペクチンの分岐部が少量の水和水を含んで，互いに水素結合で結びついていると考えられている。

　デンプン粒は微量成分として脂質を含んでいるが，その一部はアミロースと複合体を形成しており，デンプンの糊化や老化に大きな影響を及ぼしている。

　生のデンプンはβ-デンプンともいわれ，水に溶けず，消化酵素等による分解を受けにくい。

　②　**グリコーゲン**　　動物体内に貯蔵される多糖類で，肝臓（5～6%），筋肉（0.5～1.0%），魚介のカキ（5～10%）等に多いが，酵母などの微生物にも含まれている。**グリコーゲン**（glycogen）の構造はアミロペクチンに似ているが，α-1,6結合の分枝が非常に多く，アミロース単位の鎖長が短い構造である。ヨウ素ヨウ化カリウム溶液との反応で赤褐色を呈する。D-グルコースの重合度は約31×10^3個，分子量は100万～1,000万で，分子の型はほぼ球状である。このためミセル構造を作らず水に分散してコロイド溶液となる。

　③　**セルロース**　　**セルロース**（cellulose）は植物の細胞壁の骨格を構成する多糖類で，セルロース微繊維は千から数千個のグルコースがβ-1,4結合で直鎖状につながっている。セルロース繊維は分子が40～50本平行に並び，これらが互いに水素結合してミセル構造を形成したものからなっている。また，酢酸菌の生産するセルロースは特異な物性をもったゲルとなり，デザート菓子のナタデココとして用いられる。

　人間にはセルロースを分解する酵素がないためセルロースを消化吸収できない。しかし牛などの反芻動物では，第一胃の中に共生する微生物がセルロースを分解するので，生じたD-グルコースをエネルギー源として利用できる。

セルロース誘導体の**カルボキシメチルセルロース**（carboxymethyl cellulose）や**メチルセルロース**（methyl cellulose）は，水に溶け独特の粘性挙動を示すので，食品の増粘剤，安定剤として用いられている。

④　**デキストラン**　　デキストラン（dextran）は，乳酸菌（*Leuconostoc mesenteroides*）がショ糖を発酵して作る多糖類である。主に D-グルコースが α-1,6結合で重合し，このほかに α-1,4，α-1,3結合の分枝を持つ。発酵産物の平均分子量は約400万である。デキストランの部分加水分解物（平均分子量7.5万）は代用血漿やアイスクリームの増粘剤として用いられている。

⑤　**フルクタン**　　フルクタン（fructan）の一種であるイヌリン（inulin）はチコリ，ダリア，キクイモ，ゴボウ等のキク科植物の芽，塊茎，根に含まれる貯蔵多糖類で，スクロースの D-フルクトース部の1位に，D-フルクトースが20〜30個，β-2,1グリコシド結合で直鎖状につながっている。冷水に不溶で，ヒトの消化酵素ではほとんど分解されない。

ネギ族植物，特にラッキョウには D-フルクトースが β-2,1結合および β-2,6グリコシド結合で連なった，冷水可溶のフルクタンが存在する。

⑥　**その他のホモグリカン**　　L-アラビノースからなる多糖で果実などに含まれる**アラビナン**（arabinan）や，稲わらやトウモロコシの芯等の細胞膜構成成分となっている D-キシロースが直鎖状につながった**キシラン**（xylan）など種々のホモグリカンが存在している。**カードラン**（curdlan）は，*Agrobacterium* 等の細菌が発酵により培地中に生産する多糖で，加熱すると固まる性質があり，即席めん等に用いられる。直鎖の β-1,3-グルカンである。また，**プルラン**（pullulan）は糸状菌（*Aureobasidium pullulans*）を培養するとき，菌体外に生産される多糖類である。グルコース3分子が α-1,4結合したマルトトリオースが α-1,6結合でつながった構造のグルカンで，無味で皮膜性，造膜性に優れているため，フィルムやカプセルとして使われている。

細胞壁多糖類からペクチンを抽出した後に，アルカリで抽出される多糖類の総称を**ヘミセルロース**（hemicellulose）という。多くの被子植物ではキシログルカン，イネ目ではキシラン（グルクロノアラビノキシラン）や1,3-1,4-β-D-グ

ルカンがそれぞれ主である。

2）複合多糖（ヘテログリカン，heteroglycan）

① **コンニャクマンナン** コンニャクイモの塊茎に含まれる多糖類で，D-グルコースとD-マンノースが1：1.6の割合で含まれる**グルコマンナン**（glucomannan）である。D-マンノースとD-グルコースがβ-1,4結合でつながった主鎖に，β-1,3結合の枝分かれがある。

コンニャクマンナンは水を多量に吸収して糊状になり粘度が増大するが，これを加熱して消石灰のようなアルカリ性の塩類を加えると，不可逆性の弾性ゲルのコンニャクとなる。グルコマンナンは水酸基の一部がアセチル化されており，このエステル結合はアルカリ性に弱く，アルカリ性にすることによりアセチル基が外れ，グルコマンナンの水酸基が露出し，グルコマンナンの分子同士が水素結合で結合してゲル状（不溶性）になると考えられている。

② **寒 天** 寒天（agar）は，テングサ，オゴノリ，エゴノリなど紅藻類海藻の細胞壁構成成分で，熱水で抽出される多糖類である。**アガロース**（agarose）（約70%）と**アガロペクチン**（agaropectin）（約30%）からなる。

アガロースは，D-ガラクトースと3,6-アンヒドロ-L-ガラクトース残基がβ-1,4で結合したアガロビオース単位がα-1,3結合で反復結合した直鎖構造の中性多糖類である。一方，アガロペクチンはアガロース基本鎖に，硫酸基（3～10%），ピルビン酸（1%程度），D-グルクロン酸（少量）等が結合した酸性多糖類である。

寒天は熱水に溶け，冷却するとゼリー状に凝固する（**ゲル化**）。これは加熱により生じたランダム状態の分子が冷却により分子同士で二重らせんを形成して会合し，さらに会合したらせんが束になってゲルが強固になると考えられている。寒天は製菓用や微生物の培養基などに用いられる。

③ **その他のヘテログリカン** 植物ガムはヘテログリカンが多い。**アラ**

寒天主成分（アガロース）の構造

ビアガム（gum arabic）はマメ科植物*Acacia senegal*の樹液に含まれる多糖類で，L-アラビノース（30%），D-ガラクトース（37%），D-グルクロン酸（14%），L-ラムノース（11%）で構成されている。**グアーグム**（guar gum）はマメ科植物グアの種子から得られ，ガラクトース：マンノース（1:2）からなる多糖類である。また，**カラヤガム**（karaya gum）はアオギリ科のカラヤゴムの樹液から得られ，ガラクトース，ラムノース，グルクロン酸等からなる多糖類である。いずれも水溶液の粘度が高いので糊剤，乳化安定剤等に用いられている。

　海藻にも多くのヘテログリカンがある。**カラゲナン**（カラギーナン：carrageenan）は紅藻類のスギノリ科ツノマタ属，スギノリ属等の熱水抽出物から得られる寒天と似た構造をした多糖類である。D-ガラクトース，3,6-アンヒドロ-D-ガラクトース，硫酸基からなり，構造の違いにより $\overset{カッパ}{\kappa}$，$\overset{ラムダ}{\lambda}$，$\overset{イオタ}{\iota}$ 型等がある。カラゲナンは寒天より低い温度で透明性の高いゲルを作り，食品のゲル化剤や安定剤としてゼリー，ジャム，アイスクリーム等に用いられる。

　フコイダン（fucoidan）はモズク，コンブ，ワカメ，ヒジキ等に存在する粘性をもつ多糖類で，L-フコースを主体とし，分子量約20,000で硫酸基を有する。

3）ポリウロニド（polyuronide）

ウロン酸よりなる多糖類で，ペクチンやアルギン酸などがある。

　①　**ペクチン**　　ペクチン（pectin）は植物の果実，茎，根等の細胞間中葉や細胞壁にセルロース，ヘミセルロース，リグニン，たんぱく質，無機質等と結合した水に不溶性の**プロトペクチン**（protopectin）として含まれる。プロトペクチンは水や希酸と加熱するか，プロトペクチナーゼ（proto pectinase）の作用により分解され水溶性のペクチンになる。一般にペクチンといわれるものは**ペクチニン酸**（pectinic acid）のことであり，D-ガラクツロン酸がα-1,4結合で直鎖状に連なり，そのカルボキシ基が部分的にメチルエステルとなっている。また，D-ガラクツロン酸以外にアラビノース，ガラクトース，ラムノース等を少量含む。ペクチンがペクチンエステラーゼ（pectin esterase）で加水分解され，メチル基が除かれるとペクチン酸（pectic acid）になる。

　完全にメチルエステルとなっているペクチンのメトキシ基含量は理論的に

ペクチンの構造

16.32％であるが，適熟期の果実ペクチンでは７〜13％程度のものが多い。ペクチンはメトキシ基７％（エステル化率42.9％）以上の高メトキシペクチン（high methoxy pectin）と，メトキシ基７％未満の低メトキシペクチン（low methoxy pectin）に分類されている。高メトキシペクチンは１〜２％濃度，pH2.8〜3.5の酸性下で，60〜70％のショ糖とともに加熱するとゲル化し，ゼリー状になる。ジャムやマーマレードはこの反応を利用して製造される。

　一方，低メトキシペクチンは酸や糖の添加ではゲル化せず，Ca^{2+}，Mg^{2+}のような二価の金属イオンの添加で，架橋しゲル化する。

　②　**アルギン酸**　　コンブ，アラメなどの褐藻類の細胞壁に含まれる多糖類で，D-マンヌロン酸（D-mannuronic acid）とL-グルロン酸（L-gluronic acid）が構成成分である。アルギン酸分子はD-マンヌロン酸のみのブロック（平均重合度10〜15）とL-グルロン酸のみのブロック（平均重合度15〜20）およびD-マンヌロン酸とL-グルロン酸の混合ブロック（平均重合度25〜30）からなる。

　アルギン酸は水に溶けないが，アルギン酸ナトリウムは水に溶けて粘稠な溶液になるので，アイスクリーム，ドレッシングなどの安定剤として利用されている。またアルギン酸ナトリウムをカルシウムイオンと反応させるとゲルを形成する。これはカルシウムイオンにより架橋しゲル化すると考えられており，イクラなどのコピー食品の製造に利用される。

　４）アミノ糖を含む多糖類

　①　**キチン**　　カニ，エビなど甲殻類の甲羅や昆虫の外殻，キノコ類などの微生物菌体に含まれる**キチン**（chitin）は，*N*-アセチル-D-グルコサミンが*β*-1,4結合で直鎖状につながった多糖類である。キチンを脱アセチル化したも

のが，**キトサン**（chitosan）である。

　②　**グリコサミノグリカン**　　以前には**ムコ多糖**（mucopolysaccharide）と呼ばれ，動物の皮膚，腱，軟骨に含まれる粘質物質の成分である。**グリコサミノグリカン**（glycosaminoglycan）はアミノ糖のグルコサミンかガラクトサミンとウロン酸のD-グルクロン酸かL-イズロン酸の組み合わせの繰り返し構造に硫酸基が結合したものである。**ヒアルロン酸**（hyaluronic acid），**コンドロイチン硫酸**（chondroitin sulfate），**ヘパリン**（heparin）等の粘質物質はグリコサミノグリカンが共有結合で少量のたんぱく質と結合した**プロテオグリカン**（proteoglycan）と呼ばれるものである。糖質が結合したたんぱく質は**糖たんぱく質**（glycoprotein）といわれるが，これらもその範疇に含まれる。コンドロイチン硫酸は動物の軟骨に乾燥重量の20～40% 含まれている。

　一般的な糖たんぱく質はたんぱく質に対し糖部分が少なく，たんぱく質に種々のオリゴ糖鎖が結合した構造であるが，これらにもアミノ糖が含有されている。多数の重要な生理作用をもつ糖たんぱく質が知られており，胃液や唾液に含まれ粘膜の保護作用をしている**ムチン**（mucin）もその1つである。

（4）単糖，少糖，多糖類の食品における所在
1）単糖類とその誘導体の食品における所在

　①　**単糖類**　　自然界に多く存在する単糖類はD-グルコース（ブドウ糖），D-フルクトース（果糖），D-,L-アラビノース，D-リボース，D-キシロース，D-マンノース，D-ガラクトース等であるが，遊離型で存在するものは少なく，少糖や多糖の形態で存在しているものが多い。その中で，D-グルコースは遊離型でも果実やハチミツあるいは体液等に普遍的に大量に存在している。また甘味の強いD-フルクトースも果実やハチミツ等に広く存在している。

　②　**単糖類の誘導体**　　デオキシ糖類，ウロン酸類，アミノ糖類などの単糖類の誘導体の遊離型は自然界には多く存在せず，大部分がグリコシド結合した形態で存在している。アルドン酸であるD-グルコン酸はハチミツや果物，ワイン等に少量存在する。容易に環化してD-δ-グルコノラクトンを生成する。

糖アルコール類のうちエリスリトールはメロン等の果実や醤油，味噌等の発酵食品に少量存在する。キシリトールはプラムやイチゴ等の果物に比較的多く存在する。ソルビトールは紅藻類に13％，柑橘類以外の果実に1～10％含まれ，リンゴの蜜はこれに起因する。マンニトールは海藻，キノコ，干しガキ等に多く含まれる。特に昆布に多く，乾燥昆布の表面の白粉はこれの結晶である。

2）少糖類の食品における所在

① **可消化性少糖類**　マルトース（麦芽糖）はデンプンの分解により生成するため，麦芽水あめなどのデンプン糖に多くみられる。非還元糖のトレハロースは非常に保水性が高く，化粧品や食品として用いられる。シイタケなどのキノコ類やヒマワリの種，昆虫の体液等に含まれる。また，酵母類にも含まれるためパンや酒にも存在する。

ショ糖（スクロース）は砂糖類の甘味成分であり，多くの果物や野菜に存在する。甘味料の製造に使われているものには，サトウキビ（約15％），テンサイ（約16％），サトウカエデの樹液，オウギヤシ，スイートソルガム等である。

乳糖含量は母乳6.8％，馬乳5.8％，牛乳4.5％程度である。馬乳は乳糖が多いので馬乳酒の原料になる。逆に，牛乳ではたんぱく質が多い。

② **難消化性少糖類**　大豆オリゴ糖として知られるラフィノースは，ショ糖に次いで植物に広く存在し，特にマメ科植物の種子やテンサイに多い。また，スタキオースはマメ科植物の種子等に存在する。フルクトオリゴ糖は，天然にはタマネギ，ゴボウ，ハチミツ等に少量存在する。イソマルトオリゴ糖は，清酒，みりん，味噌，醤油等の発酵食品や，ハチミツ等に天然成分としても存在する。また，ガラクトオリゴ糖は母乳の成分である。

3）多糖類の食品における所在

自然界には多くの多糖類が存在し，食品加工に広く用いられている。それらは原材料別に，次のように分類される。

植物全般由来：デンプン，セルロース，セルロース誘導体（カルボキシメチルセルロース，メチルセルロース，微結晶セルロース）

植物種子由来：グアーガム，タラガム，ローカストビーンガム，タマリンド，

　　　　　　　サイリュームシード

植物根茎由来：グルコマンナン（コンニャク），イヌリン

植物樹液由来：アラビアガム，トラガントガム，カラヤガム

植物果実由来：ペクチン

海　藻　由　来：カラゲナン，寒天，アルギン酸，フコイダン

微　生　物　由　来：キサンタンガム，ジェランガム，カードラン，プルラン，デ
　　　　　　　キストラン

① **デンプン**　　デンプンは穀類，イモ類，豆類等の主要な炭水化物であり，乾燥した穀類では50〜70数％，大豆を除く豆類では28〜50％程度含有されている。成熟した大豆では油脂含量が高く，デンプンはほとんど含まれていない。しかし，未熟の枝豆では水分が多いにもかかわらず2.9％も含有され，ずんだ餡ができる理由である。同様に油脂含量の高いアーモンドなどの種実類にもデンプンは少なく，油脂含量の少ない栗やハスの実に多く含まれる。イモ類のうち，少ないサトイモで8.7％，多いサツマイモで24.5％である。またジャガイモは14.8％である。野菜類で多いのはカボチャやマメ科の実等である。

　通常食用とされない原材料からもデンプンは製造されており，青酸配糖体を含むキャッサバの根茎より作られるタピオカデンプン，サゴヤシの幹より得られるサゴデンプンは大量に利用されている。また，クズの根より得られるくず粉，ワラビの根よりのワラビ粉，カタクリの鱗茎より採れる片栗粉等がある。しかし，これらは生産量が少なくなっており，小麦粉デンプンのくず餅や甘藷デンプンを用いたワラビ餅，ジャガイモデンプンの片栗粉等が一般的である。

② **グリコーゲン**　　グリコーゲンは動物筋肉などに存在し，エネルギー源として利用される。肉類，魚介類では共通して肝臓に多く，カキやシジミ等の貝類に特に多く含まれている。

③ **セルロース，ヘミセルロース**　　植物の細胞壁を構成する成分で，穀物や野菜の繊維として存在する。

④ **ペクチン**　　果物や野菜，イモ類に含まれる。ジャムやマーマレードの製造や野菜やイモ類の調理加熱による軟化や硬化と密接に関係する。

⑤　**海藻多糖類**　　海藻は，褐藻類（コンブ，ガゴメ，アラメ，ワカメ等），紅藻類（テングサ，アサクサノリ，アイリッシュモス等），緑藻類（アオサ，アオノリ等）の3種類に大きく分けられる。褐藻類にはアルギン酸，フコイダン，ラミナラン（β-1,3-グルカンを基本とし，β-1,6-の分枝構造が存在）等が粘質多糖類となっている。紅藻類のテングサやオゴノリには寒天，スギノリ目ツノマタ属のアイリッシュモス（通称トチャカ）にはカラゲナンがあり，いずれもゲル化剤として利用されている。

⑥　**キチン**　　キチンはエビ，カニ，昆虫類の外骨格や貝殻の殻皮やキノコに存在する不溶性食物繊維である。キチンをアルカリ処理するとキトサンが得られる。

（5）炭水化物の機能
1）炭水化物の栄養機能
①　**糖質と繊維**　　炭水化物は**糖質**と**繊維**を含むが，糖質と繊維の区分は明確ではない。通常，ヒトが消化吸収できる炭水化物を糖質としており，これには単糖類と，消化酵素により単糖に加水分解できるショ糖，麦芽糖，乳糖等の少糖類およびデンプンとグリコーゲン等の多糖類が含まれる。多糖類の大部分は消化吸収されない，いわゆる食物繊維である。また，ラフィノースやスタキオースのように消化吸収されない少糖類は**難消化性オリゴ糖**とよばれる。

②　**エネルギー供給源としての炭水化物**　　炭水化物はヒトの最も重要なエネルギー源であるが，利用できる成分は消化吸収できるいわゆる糖質と，糖アルコール等に限られている。このうち，単糖は直接吸収されるが，少糖や多糖は消化酵素により単糖に加水分解され吸収される。糖質の化学的燃焼熱は1g当たり3.74～4.20kcalであるが，生理的燃焼率は消化吸収率や体内酸化速度などが異なり，若干の違いがある。

糖アルコールのエネルギーはソルビトール等では糖質とあまり変わらないとされるが，マルチトールは消化吸収されず，また，エリスリトールは吸収されても代謝されないためかなり低いとされている。糖アルコールはインスリン非

依存性であり，糖尿病の治療食としても利用されている。

③ **食物繊維** 食物繊維という用語はdietary fiberの訳語であり，従来より用いられてきた繊維（粗繊維：crude fiber）と区分するため用いられるようになったものである。食物繊維の定義については，まだ議論があり，確定されたものではないが，「ヒトの消化酵素で消化されない食品中の難消化性成分の総体」というのが一般的である。

食物繊維といわれるものには非常に多くの成分があるが，大きく水不溶性と水溶性に分類される。

不溶性食物繊維の主なものは，植物の細胞壁を構成しているセルロース，ヘミセルロース，不溶性のペクチン質やリグニンおよびキチンなどである。また，過度に老化したデンプンは消化吸収されないので，これを**レジスタントスターチ**とよび食物繊維に加えるべきとの意見もある。リグニンは木材等に多い成分で，炭水化物ではなく芳香族炭化水素の重合した高分子化合物である。

水溶性食物繊維には水溶性のペクチン質，アラビアガムなどの植物ガム，寒天やアルギン酸などの海藻多糖類および化学修飾多糖類が含まれる。化学修飾多糖類とは例えば，**カルボキシメチルセルロース**（CMC）や**ポリデキストロース**のように，多糖類を加工したり，合成によって製造したものである。CMCはセルロースを加工して製造され，水に溶けて粘稠な溶液となるもので，糊料として食品添加物に指定されている。ポリデキストロースはD-グルコース，ソルビトール，クエン酸の混合物を反応させて合成されたもので，平均して8～9個のD-グルコースがランダムにグリコシド結合したものである。水溶性食物繊維として多くの機能性飲料に用いられている。

難消化性デキストリンは水溶性食物繊維として特定保健用食品に用いられている。これは，トウモロコシデンプンに微量の塩酸を添加，加熱して製造した焙焼デキストリンをα-アミラーゼおよびグルコアミラーゼにより，可消化成分を加水分解した後，活性炭による脱色，イオン交換樹脂による脱塩，イオン交換樹脂を用いたクロマトグラフィーによる精製により，食物繊維画分を分取して得られたものである。酸との焙焼によりβ-1,2やβ-1,3などの非消化性の

分枝が発達している。

食物繊維の生理作用は,「1.便容積の増加,消化管の働きの活性化により,便の消化管通過時間を短縮する」「2.腸内細菌叢を改善する」「3.栄養素の消化吸収を低下あるいは遅延させる」「4.無機質の吸収を阻害する」「5.唾液,胃液の分泌を促進し満腹感をもたせる」等があり,種々の生活習慣病や肥満などの成因と密接な関連がある。

日本人の食物繊維摂取量(1日当たり)は若年層で約14gと考えられ,加工食品の利用増加等により減少傾向にある。日本人の食事摂取基準(2020年版)では成人の値で男性21g/日以上,女性18g/日以上を目標量としている。また,おなかの調子を整える特定保健用食品成分として多くのものが利用されている。

④　**難消化性オリゴ糖**　　低エネルギー甘味料や腸内細菌叢改善によるおなかの調子を整える特定保健用食品成分として多くのものが利用されている。

2)炭水化物の甘味料としての利用

①　**ショ糖**　　砂糖は,サトウキビやテンサイの絞り汁や抽出液を煮詰めた糖蜜を精製して作られる。

②　**デンプン糖と異性化糖**　　デンプンを酸や酵素で加水分解すると,D-グルコースやマルトース,種々に分解度合いの違うデキストリンの混合物となる。デキストリンの多いものは粘度があり水あめである。また完全に分解すればD-グルコースが得られる。このようにデンプンを分解して得られる甘味料を**デンプン糖**と呼ぶ。日本には古来より餅米などのデンプン材料に乾燥麦芽を作用させて作る麦芽水あめがあるが,これらもデンプン糖に数えられる。

異性化糖はD-グルコースにグルコースイソメラーゼを作用させて得られるD-グルコースとD-フルクトースの混合物をいう。なお,ハチミツの糖組成も果糖とブドウ糖の混合物であり,**異性化糖**に近いものである。

3)多糖類の機能と食品利用

これらの多糖類はそれぞれ特異的な粘性挙動,ゲル化性,たんぱく質やデンプン,油脂等との相互作用をもっており,多くの食品の製造や品質保持に利用されている。その概要を表2-6に示す。

表2-6　多糖類の機能と食品への応用

機能	目的	効果	応用	多糖類
増粘性	濃厚化 分散，懸濁	ボディ感付与	ジャム，ソース，飲料，スープ，ドレッシングソース，チョコレートシロップ，ノンオイルドレッシング	ペクチン，カラゲナン，グアーガム，タマリンド キサンタンガム，グアーガム，カラヤガム
ゲル化性	ゲル化	ゲルテクスチャーの多様化	ジャム，プリン，ゼリー，コンニャク，ババロア，アイシング	ペクチン，寒天，コンニャク，カラゲナン，アルギン酸（ゼラチン）
結晶生成防止	品質保持	氷結晶成長防止 糖結晶成長防止	アイスクリーム ガムシロップ，アイシング	ローカストビーンガム，グアーガム，タマリンド，アラビアガム他多数
水との結合性	乾燥速度調整	蒸散防止 保湿，保水性の付与	冷凍食品，ソーセージ ケーキ，たれ，佃煮	グアーガム，キサンタンガム，アルギン酸他多数 カラゲナン，グアーガム，ローカストビーンガム
フィルム形成能力	コーティング カプセル化	つやの向上 香料の安定化	味付けのり，漬物，キャンディー 粉末香料	グアーガム，キサンタンガム カラゲナン，アルギン酸，アラビアガム，ペクチン
たんぱく質との反応性	混濁，懸濁 結着 泡の保持	固形物の懸濁 弾力，保水性の向上 均一分散	ネクター，フルーツジュース，乳酸菌飲料 ハム，ソーセージ，ハンバーグ，パン，めん，かまぼこ ミルクセーキ，ホイップクリーム	カラゲナン，グアーガム，タマリンド，ペクチン カラゲナン，キサンタンガム，コンニャク他 カラゲナン，キサンタンガム
デンプンとの相互作用	品質保持 離型性改良 成型性改良	老化防止 われ防止	製菓，製パン，めん グミキャンディー，スターチゼリー 米菓，せんべい	カラゲナン，グアーガム，ジェランガム，コンニャク キサンタンガム，グアーガム
油脂との相互作用	乳化性 たんぱく反応	乳化安定性	ドレッシング，コーヒークリーム，マーガリン，チーズ，アイスクリーム，マヨネーズ，バタークリーム，チョコミルク	キサンタンガム，アラビアガム，カラゲナン，CMC カラゲナン，ペクチン，キサンタンガム他

（菅原龍幸監修　Nブックス新版食品学Ⅰ〔第2版〕　p.54　建帛社　2016）

3．たんぱく質

たんぱく質は，水分・炭水化物・脂質などとともに食品を構成する主要な成分である。そのため，たんぱく質について深く理解することで，調理や食品加工の際に生じる現象を科学的に把握することが可能となるであろう。たんぱく質はアミノ酸から構成されているため，たんぱく質の性質や構造の理解には，まずアミノ酸について学ぶ必要がある。本節のねらいは，アミノ酸→ペプチド→たんぱく質の順に，その種類や構造，そして性質を学ぶことで，それらの深い関係性や，他の成分にはみられない特徴役割を把握するところにある。最終的には，食品の成分間反応などで登場する，たんぱく質と他の成分との関わりを理解・把握できるようにすることが目的である。

ここでは，簡単なたんぱく質の紹介から，特に食品中で重要なアミノ酸，ペプチド，そしてたんぱく質の種類・構造・特性を解説する。解説の中で，特に食品に関わる成分について紹介し，「ペプチド結合」「SS結合」「等電点」など，たんぱく質に関わる特異的な用語についても理解できるように解説を行う。

（1）アミノ酸，ペプチド，たんぱく質の種類・構造・性質

たんぱく質は，水分・脂質・炭水化物と同様に，生物を構成するうえで大事な成分である。人体は60％の水分，20％のたんぱく質で作られており，水分を除くと人体の固形物の約50％がたんぱく質である。多くの食品は，生物であったものが多いため，食品にもたんぱく質が多く含まれ，それが栄養・味・体調調節の機能に大きく関わっている。

たんぱく質とは，生化学用語辞典（日本生化学会編，東京化学同人，2001）に，「細胞を構成する主要成分で，アミノ酸がペプチド結合で重合し高分子化したもの」とあり，多くのアミノ酸が結合することで構成される。生体や食品中のたんぱく質と，それを構成するアミノ酸の数を表2-7に示す。このように，ほぼすべてのたんぱく質が100個以上のアミノ酸から構成されている。たんぱ

表2-7 生体・食品中のたんぱく質と構成するアミノ酸数

たんぱく質	所在・役割	構成アミノ酸の数
キモトリプシン	膵臓の消化酵素	228
ミオグロビン	筋肉の酸素結合たんぱく質 筋肉の色素（肉の赤色）	153
ヘモグロビン	赤血球の酸素結合たんぱく質 血液の色素（血の赤色）	574
アルブミン	血清中のたんぱく質	～550
ミオシン	筋肉中の収縮性たんぱく質	4000
アクチン	水分を除く赤身肉の大部分	374

く質の分解によって生成，またはもともと構成するアミノ酸の数が少ないもの
を**ペプチド**とよぶ。たんぱく質は，食品のかたさややわらかさに大きく関係し，
ペプチドやアミノ酸は色・味・香りなどに関わっている。本節では，たんぱく
質を構成するアミノ酸から，ペプチド，たんぱく質の順に解説していく。

1）たんぱくを構成するアミノ酸の構造と性質

① **アミノ酸の構造**　　たんぱく質を構成するアミノ酸は22種類あり，各ア
ミノ酸には共通の構造がみられる（図2-15）。その共通構造は，構造の中心に
炭素（C）が位置し，アミノ基（NH₂），カルボキシ基（COOH），そして水素
（H）が共有結合している。その一方で，アミノ酸の種類別にみられる構造は
側鎖（R）であり，各アミノ酸によって側鎖にさまざまな基が位置する。実際

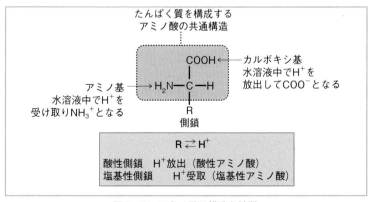

図2-15　アミノ酸の構造と性質

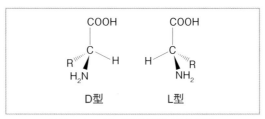

図2-16　アミノ酸の光学異性体構造

のアミノ酸は炭素を中心として，アミノ基，カルボキシ基，側鎖，水素を各頂点とした四面体を形成している。それぞれのアミノ酸にはL型とD型の2つの構造がある。図2-16に示すように，それぞれは鏡に映ったような構造（鏡像関係）をしており，この構造を**光学異性体**とよぶ。天然に多く存在するアミノ酸は，D型に比べてL型が圧倒的に多く存在する。各アミノ酸名と，その側鎖を含めた構造を表2-8に示す。

　②　**アミノ酸の炭素**　　アミノ酸の中心となる炭素に，互いに異なる4つの化合物が結合している（つまり側鎖がアミノ基，カルボキシ基，水素と同じ化合物でない）場合，この炭素原子を**不斉炭素**という。表2-8にみられるようにグリシン以外のアミノ酸は不斉炭素をもつ。また，カルボキシ基が結合している炭素から順にα炭素，β炭素，γ炭素，δ炭素とよび，たんぱく質を構成するアミノ酸はα炭素にアミノ基をもつα-**アミノ酸**である。

　③　**アミノ酸の種類**　　これらアミノ酸の中でも，プロリンやヒドロキシプロリンのアミノ基と側鎖は，他とは異なった構造をしている。この2つのアミノ酸は，分子内にイミノ基（C-NH，もしくはC=NH）とカルボキシ基の両方を保持する**イミノ酸**（imino acid）とよばれる化合物である。これは側鎖に入ったC_3H_7がアミノ基と結合し，環状構造を形成している。

　各アミノ酸は，イミノ酸以外にも表2-8のように複数のグループに分類することができる。それはアミノ酸の側鎖の，水溶液中のH^+とOH^-とのやりとりに左右されることが多い。側鎖にCOOHを含む場合H^+を放出してCOO^-となる。この場合は，溶液中にH^+を増加させるため**酸性アミノ酸**に分類される。

表2-8　アミノ酸の種類と構造

	アミノ酸名 三文字表記(一文字表記)	構造式	分子量	等電点		アミノ酸名 三文字表記(一文字表記)	構造式	分子量	等電点
中性アミノ酸	グリシン Gly(G)	COOH H₂N-C-H H	75.07	5.97	塩基性アミノ酸	リシン Lys(K)	COOH H₂N-C-H (CH₂)₃CH₂NH₂	146.2	9.75
	アラニン Ala(A)	COOH H₂N-C-H CH₃	89.09	6		ヒドロキシリシン	COOH H₂N-C-H CH₂CH₂CHCH₂NH₂ OH	162.2	8.64
	セリン (Ser)S	COOH H₂N-C-H CH₂OH	105.1	5.68		アルギニン Arg(R)	COOH H₂N-C-H (CH₂)₃NHC=NH NH₂	174.2	10.76
	ス(ト)レオニン Thr(T)	COOH H₂N-C-H C₂H₄OH	119.1	6.16		ヒスチジン His(H)	COOH H₂N-C-H CH₂ N NH	155.2	7.59
	バリン Val(V)	COOH H₂N-C-H C₃H₇	117.2	5.96	芳香族アミノ酸	トリプトファン Trp(W)	COOH H₂N-C-H CH₂ N H	204.2	5.89
	ロイシン Leu(L)	COOH H₂N-C-H CH₂-CH-CH₃	131.2	5.98		チロシン Tyr(Y)	COOH H₂N-C-H CH₂-◯-OH	181.2	5.66
	イソロイシン Ile(I)	COOH H₂N-C-H CH₂-CH₂ CH₂-CH₃	131.2	6.05		フェニルアラニン Phe(F)	COOH H₂N-C-H CH₂-◯	165.2	5.48
(酸アミドを含む)中性アミノ酸	アスパラギン (Asn)N	COOH H₂N-C-H CH₂CONH₂	132.1	5.41	イミノ酸	プロリン Pro(P)	H CH-COOH CH₂-CH₂	115.1	6.3
	グルタミン Gln(Q)	COOH H₂N-C-H CH₂CH₂CONH₂	146.2	5.65		ヒドロキシプロリン	H CH-COOH OH-CH₂-CH₂	131.1	5.83
酸性アミノ酸	アスパラギン酸 Asp(D)	COOH H₂N-C-H CH₂COOH	133.1	2.77	含硫アミノ酸	システイン Cys(C)	COOH H₂N-C-H CH₂-SH	121.2	5.05
	グルタミン酸 Glu(D)	COOH H₂N-C-H CH₂CH₂COOH	147.1	3.22		シスチン	COOH COOH H₂N-C-H NH₂-C-H CH₂-S-S-CH₂	240.3	4.6
						メチオニン Met(M)	COOH H₂N-C-H CH₂CH₂SCH₃	149.2	5.74

■ =側鎖（R）部分

3．たんぱく質　*61*

またNH₂を含む側鎖では，H^+を受け取ってNH_3^+となる。この場合は，水溶液中でOH^-が増加するため**塩基性アミノ酸**に分類される。側鎖部分でH^+の受け取りと放出を行わないアミノ酸は**中性アミノ酸**に分類され，中性アミノ酸の中でも側鎖に芳香族，硫黄（S）を保持するアミノ酸をそれぞれ，**芳香族アミノ酸**，**含硫アミノ酸**としても分類される。

④　**等電点**　　前述の通り，アミノ酸は溶液中でのH^+の受け取りと放出を行う。それによってアミノ酸全体は，＋か－の電荷を帯びる。「＋」と「－」，どちらの電荷を帯びるかは，溶液のpHに依存する。つまり，溶液中にH^+が多い酸性条件下ではH^+を受け取りやすく「＋」に帯電する（図2-17）。逆にH^+が少ないアルカリ性条件下（OH^-）ではH^+を放出しやすく「－」に帯電しやすい。溶液中のpHによって側鎖からもH^+の放出と受け取りが生じるため，アミノ酸全体の電荷が変化する。それぞれのアミノ酸の電荷が±0となるpHを**等電点**とよぶ。表2-8には，各アミノ酸の等電点を示す。

⑤　**非たんぱく性アミノ酸**　　生体や食品には，たんぱく質を構成しないアミノ酸も存在し，**非たんぱく性アミノ酸**とよばれる。非たんぱく性アミノ酸には，L-DOPA，オルニチン，シトルリン，カナバニン，テアニン，クレアチン，

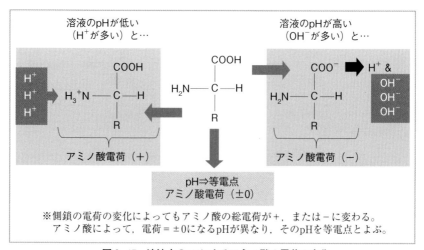

図2-17　溶液中のpHによるアミノ酸の電荷の変化

表2-9　非たんぱく質性アミノ酸

名称	構造	名称	構造
L-3,4-ジヒドロキシフェニルアラニン（L-DOPA）	COOH H₂N-C-H CH₂ CH₂ （環：OH, OH）	テアニン	COOH　　O H₂N-C-(CH₂)₂-C-NH-C₂H₅ H
		シトルリン	COOH　　　　O H₂N-C-(CH₂)₃-NH-C-NH₂ H
オルニチン	COOH NH₂-C-(CH₂)₃-NH₂ H	クレアチン	CH₃　NH HOOC-CH₂-N-C 　　　　　NH₂
タウリン	HO₃S-CH₂-CH₂-NH₂	カナバニン	H₂N-C-NH-O-(CH₂)₃-CH-COOH NH　　　　　　　NH₂

表2-10　アミノ酸の味

アミノ酸	L-体	D-体
グリシン	甘　味	甘　味
アラニン	甘味(1)	強甘味(3)
セリン	微甘味	強甘味
α-アミノ酪酸	微甘味	甘　味
スレオニン	微甘味	弱甘味
ノルバリン	苦　味	甘　味
バリン	苦　味	強甘味
ノルロイシン	微苦味	甘　味
ロイシン	苦　味	強甘味
イソロイシン	苦　味	甘　味
メチオニン	苦　味	甘　味
ヒスチジン	苦　味	甘　味
オルニチン	苦　味	弱甘味
リシン	苦　味	弱甘味
アルギニン	微苦味	弱甘味
アスパラギン	無　味	甘　味
フェニルアラニン	微苦味	強甘味(5)
トリプトファン	苦　味	強甘味(35)

カッコ内の数字はショ糖を1としたときの甘味度。

（菅原龍幸監修　Nブックス新版食品学Ⅰ〔第2版〕建帛社　2016　p.74）

タウリン等が存在する（表2-9）。タウリンはカルボキシ基がなく正式なアミノ酸ではないが，非たんぱく性アミノ酸として扱われることがある。これらはたんぱく質の一部として出現するのではなく，アミノ酸等から反応後に生成される。例えばオルニチンは，尿素回路においてアルギニンと水との反応により尿素とともに生成する。さらに，オルニチンとカルバモイルリン酸との反応でシトルリンが生成する。クレアチンも，オルニチンとグアニジノ酢酸との反応から生成する。

⑥　アミノ酸の呈味　　アミノ酸は，その種類によって呈味を示すことが知られている（表2-10）。グルタミン酸とアスパラギン酸は，うま味としての呈味を示す。大きく分類すると，グリ

シン，プロリン，アラニン，スレオニン，セリン，グルタミンは甘味を呈し，フェニルアラニン，チロシン，アルギニン，ロイシン，イソロイシン，バリン，メチオニン，ヒスチジンは苦味を呈するといわれる。ただし，プロリンは苦味も有するともいわれるように，単純に単一の呈味を有するわけではない。

2）ペプチド

① 生体中の天然ペプチド　　たんぱく質ほど多くない数のアミノ酸重合物，またたんぱく質が分解することで生成した短いアミノ酸重合物を**ペプチド**とよぶ。これらアミノ酸重合物中では，それぞれのアミノ酸のアミノ基（-NH$_2$）と，カルボキシ基（-COOH）が結びつくと同時に水分子（H$_2$O）が抜けた，ペプチド結合（-CONH-）によって結びついている（図2-18）。このようにアミノ酸が10個程度まで結合したものを**オリゴペプチド**，さらに多くのアミノ酸が結合したものを**ポリペプチド**とよぶ。

　生体内では，少数のアミノ酸が結合し，分泌して他の組織や臓器に対して情報伝達を行うペプチドを**ペプチドホルモン**とよぶ。これらの中には，わずかな数のアミノ酸から構成され，筋肉を収縮させるオキシトキシンやバソプレッシン，さらに数10個からなり，糖代謝で重要な役割を果たすインスリンなどが知られている（表2-11）。アミノ酸が2-3個結合したアンセリン，カルノシン，グルタチオンは生体中にも豊富に含まれるため，食品からでも摂取が可能と考

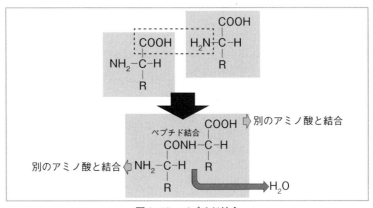

図2-18　ペプチド結合

表 2-11　ペプチドを構成するアミノ酸数と作用

		ペプチド名	アミノ酸	作用
天然ペプチド	生体内（ホルモン）	オキシトキシン	9	分娩時の子宮収縮
		バソプレッシン	9	血管収縮
		インスリン	21のA鎖と30のB鎖	糖代謝
		セクレチン	27	膵臓からの重炭酸塩の外分泌を亢進
		コレシストキニン	33	膵酵素を分泌させる
	生体と食品	アンセリン	2	食肉中に存在
		カルノシン	2	食肉中に存在
		グルタチオン	3	抗酸化作用（医薬品）
	食品由来	サーデンペプチド	2	血圧上昇抑制
		ラクトトリペプチド	3	
		カゼインドデカペプチド	12	
		ゴマペプチド	3	
人工合成ペプチド		アスパルテーム	2	甘味料として利用

えられる。特にグルタチオンは，肝機能改善や解毒作用から日本では医薬品として分類され，食品に添加して販売することはできない。

　②　**食品素材として利用されるペプチド**　　食品中でたんぱく質が分解を受けて生成したペプチドの多くは苦味をもつが，ジペプチドやアミノ酸はうま味をもつために，チーズや味噌等の味に関わっている。たんぱく質分解物であり，数個のアミノ酸から構成されるペプチドは血圧上昇抑制作用などがあるため，機能性食品素材として利用されている（表 2-11）。また，同じ機能性食品素材として広く流通しているコラーゲンペプチドも同様である。生体中では膨大な数のアミノ酸から構成されるコラーゲンは，加熱分解されることでゼラチンになる。そのゼラチンを酵素などでさらに低分子に分解したものが**コラーゲンペプチド**と称して流通されている（図 2-19）。人工的にアミノ酸を合成した，合成ペプチドも食品で使用されている。メチルエステル基をもつフェニルアラニンと，アスパラギン酸を人工的に結合させたアスパルテームは，甘味料として食品中に添加されている。アスパルテームの甘味はショ糖の200倍以上といわ

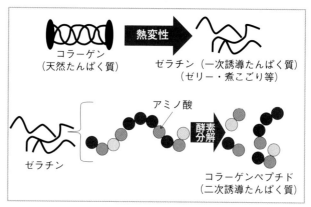

図 2 -19　たんぱく質の分解

れており，消化吸収され 4 kcal/g の熱量である。甘味度が高いので使用量が少なく，いわゆる「ダイエット系，0 カロリー系飲料」に広く使用されている。

3）たんぱく質

　たんぱく質はアミノ酸が無数に結合した，巨大なポリペプチドの集合体である。実際のたんぱく質には，ペプチド結合以外にもジスルフィド結合，水素結合，疎水結合，イオン結合によって立体的な構造を形成している。たんぱく質の構造には，これらの結合を含めた一次から四次構造の異なる表し方がある。

　① **一次構造**　　たんぱく質を，直鎖的なアミノ酸配列で表した構造を一次構造という。一次構造には，ペプチド結合以外の結合が関わっていないのに対し，二次構造からはさまざまな結合を含んだ構造で表される。

　② **二次構造**　　たんぱく質の構造内で，異なるペプチド結合内の水素原子と酸素原子が引き合う形で水素結合を形成している。一次構造までは直鎖的に表されていたアミノ酸配列は，同一のペプチド鎖で水素結合が生じると**αヘリックス**とよばれる，らせん構造を形成する（図 2 -20）。また，並列したペプチド鎖間で水素結合が生じると，シート状のペプチド鎖が形成されこの構造を**β構造**とよぶ。たんぱく質構造内のそれ以外の結合としては，システイン残基の硫黄原子同士が酸化によって結合するジスルフィド（SS）結合やアミノ酸の側鎖によるイオン結合，疎水結合等がある。これらの結合を含めて，立体構造

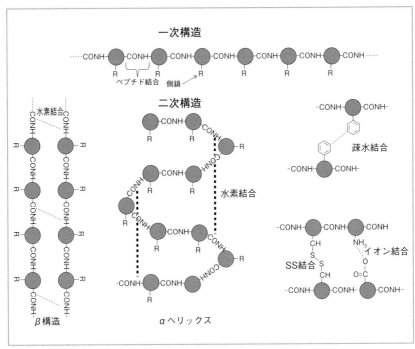

図 2-20　たんぱく質の一次，二次構造

の一部を表した構造が，たんぱく質の二次構造である。

　③　**三次構造**　　単一のポリペプチド鎖や単一の分子内の各結合や構造を組み込み，空間的な立体構造を表した分子構造を三次構造としている（図 2-21）。

　④　**四次構造**　　三次構造の分子が 2 つ以上会合した状態を表した構造である（図 2-21）。最終的なたんぱく質構造は，四次構造にみられるような立体的構造を維持し，その中には**球状たんぱく質**や**繊維状たんぱく質**が存在する。

　⑤　**たんぱく質の性質**　　たんぱく質は，溶解性や加熱による凝固など，加工や調理中に変化を生じ，その変化はたんぱく質の種類によって異なる（次項の単純たんぱく質と複合たんぱく質で解説）。そのほか加熱による分解や酸・アルカリによって凝固する。アミノ酸から構成されるたんぱく質にはペプチド結合をしていない遊離のアミノ基やカルボキシ基が存在している。そのため，図 2

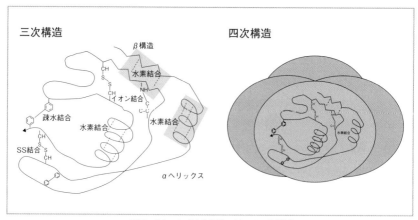

図 2-21　たんぱく質三次，四次構造

-15と2-17の説明のように，アミノ酸同様pHによって総電荷が＋や－に変化し，等電点が存在する。その際，＋または－同士のたんぱく質は反発するが，総電荷が±0である等電点では反発は起こらない。それゆえ，たんぱく質は等電点で凝固する。これらのようなたんぱく質の構造が変化することを**変性**という。たんぱく質が，調理中や加工中にさまざまな変性を生じることで，食品の形状や物性（歯ごたえ）へ影響を及ぼす。

　さらに食品中にたんぱく質が豊富に含まれる場合，それが加工中に分解などによってペプチドやアミノ酸が多く生成されると，それらと食品中に混在する糖や脂質の酸化生成物と**アミノカルボニル**（メイラード）**反応**を起こすことで，**褐変**（味噌・醤油・パンの焼き色）が起こる。

（2）食品におけるアミノ酸，ペプチド，たんぱく質の所在
1）アミノ酸とペプチドの食品における所在

　たんぱく質を多く含む食品には，それを構成するアミノ酸が多く含まれている。表2-12には，アミノ酸ごとに，たんぱく質を構成するアミノ酸を多く含む順に食品を並べた。グルタミン酸，アスパラギン酸，プロリン，グリシン，アラニンなどが食品に比較的多く含まれることがわかる。また，これらアミノ

表 2-12　食品中に豊富に含まれるアミノ酸（上位 3 食材，100g当たりg）

アミノ酸	1 位	2 位	3 位
グリシン	豚等ゼラチン24	分離大豆たんぱく3.6	カツオ削り節3.5
アラニン	豚等ゼラチン9.3	カツオ削り節4.4	あまのり（干しのり）4.2
セリン	分離大豆たんぱく4.6	乳カゼイン6	小麦たんぱく（粉末）3.6
ス（ト）レオニン	乳類カゼイン3.7	カツオ削り節3.6	分離大豆たんぱく3.4
バリン	乳カゼイン6	分離大豆たんぱく4	カツオ節4
ロイシン	乳類カゼイン8.4	分離大豆たんぱく6.9	カツオ節5.9
イソロイシン	乳カゼイン4.9	分離大豆たんぱく3.9	カツオ節3.5
アスパラギン酸（アスパラギン含む）	分離大豆たんぱく10	かつお節7.2	湯葉（干し）6.8
グルタミン酸（グルタミン含む）	小麦たんぱく29	乳カゼイン19	分離大豆たんぱく1.7
リシン	乳カゼイン7.1	カツオ節6.6	分離大豆たんぱく5.5
アルギニン	豚ゼラチン7.9	湯葉（干し）4.4	カツオ節4.3
ヒスチジン	カツオ節5.6	乳カゼイン2.7	カツオ春獲り（生）2.5
トリプトファン	分離大豆たんぱく1.2	乳カゼイン1.1	カツオ削り節1
チロシン	乳カゼイン5	分離大豆たんぱく3.3	カツオ削り節2.7
フェニルアラニン	分離大豆たんぱく4.5	乳カゼイン4.5	小麦たんぱく（粉末状）4.1
プロリン	豚等ゼラチン13	小麦たんぱく（粉末状）11	乳カゼイン10
シスチン	小麦たんぱく（粉末状）1.6	分離大豆たんぱく1.1	カツオ削り節0.8
メチオニン	乳類カゼイン2.6	カツオ節2.2	小麦たんぱく（粉末状）1.3

（文部科学省　食品データベースより）

酸を豊富に含む食品が牛乳中のカゼインや，大豆たんぱく質，そしてカツオ節であることがわかる。豚などの畜肉類に多いコラーゲンを加熱することで得られるゼラチン（図 2-19）は，そのアミノ酸配列の約 1／3 がグリシン，プロリンとヒドロキシプロリンが約21％，アラニンが約11％である。（表 2-12）。

　アミノ酸と同様に，ペプチドも食品中のたんぱく質分解から得られるものが多い。日本の伝統的な発酵食品などは，発酵中にたんぱく質が分解するため，含まれるペプチドやアミノ酸が増加する。これらの食品は，加工や調理方法，そして貯蔵や熟成期間によって異なることから，食品間でたんぱく質分解物としてペプチドやアミノ酸の量の比較は困難であるが，上述のとおり，その食品中のペプチド量やアミノ酸は呈味の苦味やうま味等に影響する。

2）単純たんぱく質と複合たんぱく質の分類と食品における所在

たんぱく質は，ペプチド結合によるアミノ酸の集合体であり，そのたんぱく質にアミノ酸以外の化合物が結合している物質を**複合たんぱく質**とよぶ。アミノ酸のみで構成されたたんぱく質は，**単純たんぱく質**に分類されている。

① **単純たんぱく質の溶解性**　単純たんぱく質は，主に水，塩，酸，希アルカリの異なる溶液に対する溶解性によって分類されている（表2-13）。これらの中で，アルブミン・グロブリン・グルテリン・プロラミンの4種類は食品中で重要な役割を果たすたんぱく質である。食品中の**アルブミン**としては，水に溶解する卵白のオボアルブミンや牛乳のラクトアルブミンの存在が広く知られている。水には溶解しないが塩溶液に溶解する**グロブリン**には，卵白のオボグロブリンや牛乳のβラクトグロブリンの存在が広く知られている。水にも塩溶液にも溶解しない**グルテリン**には，小麦のグルテニン，また**プロラミン**には小麦グリアジンなどがある。硬たんぱく質としてはコラーゲンやケラチンが存在する（表2-13）。溶液に難溶性である硬たんぱく質は線維状たんぱく質であるが，他の単純たんぱく質の多くが球状たんぱく質である。

② **複合たんぱく質**　複合たんぱく質は，たんぱく質に糖（糖たんぱく質），脂質（リポたんぱく質），金属イオン（金属たんぱく質），リン酸（リンたんぱく質），色素（色素たんぱく質），核酸（核たんぱく質）が結合した状態で生体や食品中に存在している（表2-13）。

糖たんぱく質の代表的な成分は，ヤマイモやオクラに含まれる粘性物質である。この粘性物質は，ムコ多糖とよばれる糖とたんぱく質が結合した状態でこれら食品中に存在している。牛乳中の**ラクトフェリン**は，鉄を配位結合したたんぱく質として広く知られている。牛乳中の**カゼイン**などのリンたんぱく質は，構成するアミノ酸の，主にセリン，チロシン，スレオニンの一部にリン酸が結合している。このカゼインが凝集することでチーズが製造されている。

カゼインは，牛乳のpHを4.6に調整し，凝乳酵素とよばれるレンネット（牛胃の酵素混合物。主要酵素は仔牛に多いキモシン）で処理すると凝固沈殿する。この現象を利用してチーズが製造される。

表2-13 単純たんぱく質・複合たんぱく質の分類

単純たんぱく質

属	溶解性	特性	名称	備考
アルブミン albumin	水, 塩類溶液, 酸, アルカリに可溶	熱により凝固 (NH₄)₂SO₄飽和で 沈殿	卵アルブミン 乳アルブミン 血清アルブミン ロイコシン レギュメリン	卵白 牛乳 血清 小麦 大豆, 小豆
グロブリン globulin	水に不溶 塩類溶液, 酸, アルカリに可溶	熱により凝固 (NH₄)₂SO₄1/2飽和 で沈殿	卵グロブリン ミオシン エディスチン グリシニン	卵黄 筋肉 大麻種子 大豆
グルテリン glutelin	水, 中性塩溶液に不溶 希酸, アルカリに可溶		グルテニン オリゼニン	小麦 米
プロラミン prolamin	水, 中性塩溶液に 不溶 希酸, アルカリに可溶	70〜90%エタノール に可溶	ツェイン グリアジン ホルデイン	トウモロコシ 小麦 大麦
アルブミノイド albuminoid (別名硬たんぱく質)	水, 塩類溶液, 酸, アルカリに不溶	普通の溶媒に不溶, 酸などに作用されな い	フィブロイン ケラチン エラスチン コラーゲン (ゼラチン)	絹糸 角, 爪, 毛, 蹄 靱帯, 羽毛 骨, 爪, 蹄 コラーゲンの誘導体
ヒストン histon	水, 希酸, 濃アルカ リに可溶, 希アンモ ニアに不溶	熱で凝固しない塩基 性のたんぱく質	グロビン チムスヒストン	血球 脳腺
プロタミン protamin	水, アンモニア溶液 に不溶	熱で凝固しない強塩 基性のたんぱく質	サルミン スツリン クルペイン スコンブリン	サケ精液 チョウザメ精液 ニシン サバ精液

複合たんぱく質

属	溶解性	特性	名称	備考
核たんぱく質 nucleoprotein	水・希酸に不溶, 希アルカリに可溶	核酸を含む	ヌクレイン クロマチン	細胞核 魚類精液
糖たんぱく質 glycoprotein	水・希アルカリに 可溶	粘性をもち, アミノ 糖を含む	コンドロプロテイノ イド ムコイド	軟骨 粘液腺, 水晶体
リンたんぱく質 phosphoprotein	希アルカリに可溶	リン酸をエステル型 で含みエステラーゼ によって分解される	カゼイン ビテリン	牛乳 卵黄
色素たんぱく質 chromoprotein		有色で, 希酸により 色素部を分離する	ヘモグロビン ミオグロビン ヘモシアニン フィコエリスリン フィコシアン	血球 筋肉 無脊椎動物 海藻 海藻
リポたんぱく質 lipoprotein		複合脂質を含む	レシトプロテイン	細胞質

(菅原龍幸・他 食品学総論 建帛社 1987)

カゼインは，α_{s1}-カゼイン，α_{s2}-カゼイン，β-カゼイン，κ-カゼインの4種類が存在する。α_{s1}とα_{s2}-カゼインにはリン酸化セリンが多く，β-カゼインは最も疎水性が強い。κ-カゼインのC末端は糖修飾されている。各カゼインは牛乳中に単独で存在するのではなく，それぞれが集合したカゼインミセルを形成している。カゼインミセルの構造は完全には解明されておらず，さまざまな構造モデルが提唱されている。現在有力なモデルとしては，ミセル内はリン酸化カルシウムによって各カゼイン間が結合し，ミセル表面のκ-カゼインの糖鎖を含むグリコマクロペプチドがミセル間の凝集を抑制している。

このようなミセルの一部は，カルシウムの添加によってミセルのリン酸基間が結合し，またカゼインの等電点であるpH4.6へ調整することでミセルの電気的反発を失って凝集沈殿する。ミセルのκ-カゼイン部位はカルシウムや酸の作用を受けにくいが，レンネット（キモシン）消化によってグリコマクロペプチドを失い，ミセル間反発力が失われることで凝集する。

食品中の代表的な色素たんぱく質としては，ヘモグロビンやミオグロビンが知られている。**ミオグロビン**は，ポルフィリン環構造の中心に鉄イオンが配位結合した**ヘム**という色素が，グロビンという種類のたんぱく質と結合している色素たんぱく質である。ミオグロビンは筋肉の赤色の色素であり，筋肉中に多く存在する。

ヘモグロビンも赤色の色素であり，主に血液に含まれ，血が赤く見えるのはこのヘモグロビンが原因である。原料肉種によってミオグロビン含量が異なるため，目に見える肉の赤色の濃さも異なる（表2-14）。

表2-14　原料肉種別ミオグロビン含量

		濃 肉の色の濃さ 薄
馬肉	0.5〜1.0%	
牛肉	0.5%	
豚肉	0.05〜0.3%	
鶏肉	0.01〜0.15%	

動物の年齢によっても含量が異なる

（3）アミノ酸，ペプチド，たんぱく質の機能

たんぱく質は摂取後，消化過程を経て短鎖ペプチドやアミノ酸にまで分解されて吸収される。吸収されたアミノ酸が体内のたんぱく質合成などに使用され

るため，たんぱく質がもつ機能としては，食品の一次機能である栄養機能の占めるところが大きい。またアミノ酸だけでなく2～3個のアミノ酸が結合したペプチドも吸収されることがわかっている。そのペプチドが体調改善効果を発揮するため，近年ペプチドがもつ食品の三次機能が注目されており，特定保健用食品などの機能性食品素材としても利用されている。また，たんぱく質は酵素として働くものもあり，食品加工や工業的に重要な役割を果たしている。

1）アミノ酸，たんぱく質の栄養

　人体を構成する重要な成分であるたんぱく質は，常に分解と合成が繰り返されており，これを維持するためにはたんぱく質の構成材料となるアミノ酸，またはそれを含むたんぱく質の摂取が欠かせない。さらに，アミノ酸の中には生体内で合成できない食品からの摂取が不可欠な**必須アミノ酸**と，体内で合成できるために食事からの摂取が可欠な，**非必須アミノ酸**とに分けられる。そのため，食事から摂取するたんぱく質は，それを構成しているアミノ酸によって「栄養価としての質」が異なる。このように，たんぱく質の栄養学的な評価方法として，「たんぱく質効率」，「窒素出納」，「生物価」，「正味たんぱく質利用率」，そして「アミノ酸スコア（またはアミノ酸価）」等がある（表2-15）。

　たんぱく質効率は，成長期の実験動物（ラット）にたんぱく質を摂取させた後の体重を測定し，摂取たんぱく質量と体重増加量から食事たんぱく質の栄養価を判定する栄養評価法である。栄養価が高ければ，体重が増加し得られる値

表2-15　食品中のたんぱく質の栄養学的評価法

評　価	算出方法
たんぱく質効率	＝体重増加量÷たんぱく質量
窒素出納	＝摂取N量-損失N量
生物価	$=\dfrac{\text{保留N量（吸収N量-尿中N量）}}{\text{吸収N量（摂取N量-糞中N量）}} \times 100$
正味たんぱく質利用率	$=\dfrac{\text{保留N量（吸収N量-尿中N量）}}{\text{摂取N量}} \times 100$
アミノ酸（価）スコア＊	$=\dfrac{\text{食品中の第一制限アミノ酸量}}{\text{評点パターンの第一制限アミノ酸量}} \times 100$

　　N：窒素　　＊制限アミノ酸がない場合は，そのスコアは100

も大きくなるが，低ければ体重が減少することもあるので，得られる値が
「－」にもなりうる。

　摂取する窒素（N）のほとんどは，たんぱく質に由来するものであるため，
これら栄養評価法では，摂取する食品中窒素と体外へ排出される尿中と糞中の
窒素量を用いて評価される。**窒素出納値**は，たんぱく質の体内への保留と損失
を表したもので，その値は成長期やスポーツによる筋肉の増加時に「＋」とな
り，飢餓などの場合には「－」になる。

　たんぱく質非摂取時でも，尿や糞中に排出される窒素が存在し，それらを内
因性窒素排泄とよぶ。**生物価**も正味たんぱく質利用率も内因性の窒素を考慮し
た上で，算出した評価法である。

　アミノ酸スコアまたは，**アミノ酸価**とよばれる評価法は，食品中の必須アミ
ノ酸（ヒスチジン，イソロイシン，ロイシン，リシン，含硫アミノ酸（メチオニン
＋シスチン），芳香族アミノ酸（フェニルアラニン＋チロシン），スレオニン，トリプ
トファン，バリン）が，ヒトが必要とする量に比べて，どれだけ充足している
か（％）を表した評価方法である。表2-16のように，ヒトが必要な必須アミ
ノ酸量が年齢別に報告されている。表2-15の式中の**第一制限アミノ酸**とは，
ヒトが必要とする必須アミノ酸の中でアミノ酸量が最も不足している食品中の
アミノ酸を指す（表2-16で，精白米ではリシン，大豆では含硫アミノ酸である）。
この評価法から，豚肉・牛肉・鶏肉などの畜肉や，牛乳，卵といった動物性の
たんぱく質が豊富な食材のアミノ酸スコアは「100」である（表2-17）。

2）たんぱく質の機能

　たんぱく質は，食品中で構造維持などの働きがあるが，食品を加工や製造す
る上で非常に重要な働きとして酵素としての作用がある。酵素は食品だけでな
く，生体内で生じる反応（物質を変化させる）において触媒として作用する。
つまり食品中では，そこに入り込んだ微生物や菌等がさまざまな酵素を保有し
ており，食品中でこれら酵素を使って成分を変化させることで，腐敗や発酵等
が生じる。発酵・熟成食品とよばれるものは，それら微生物などの働きが大き
いが，近年の食品製造では工業的に酵素を作り出し，それを使用することが増

表2-16　アミノ酸評点パターンと食品中アミノ酸量

年齢	アミノ酸評点パターン (mg/gたんぱく質)						食品中アミノ酸 (mg/gたんぱく質)	
	0.2	1〜2	3〜10	11〜14	15〜17	18以上	精白米 (水稲)	国産大豆 (乾)
ヒスチジン	20	18	16	16	16	15	32	32
イソロイシン	32	31	30	30	30	30	47	52
ロイシン	66	63	61	61	60	59	97	89
リシン	57	52	48	48	47	45	42	74
含硫アミノ酸 メチオニン ＋シチニン	28	25	23	23	23	22	55	16
芳香族アミノ酸 フェニルアラニン ＋チロシン	52	46	41	41	40	38	110	61
スレオニン	31	27	25	25	24	23	42	47
トリプトファン	8.5	7.4	6.6	6.6	6.4	6	16	16
バリン	43	41	40	40	40	39	68	56

（年齢別不可欠アミノ酸の推定平均必要量　WHO/FAO/UNU報告　2007）
（食品中アミノ酸量は文部科学省　食品成分データベースより）

表2-17　食品たんぱく質の生物学的評価とアミノ酸スコア

食品	生物価	正味たんぱく質利用率	たんぱく質効率	アミノ酸スコア（第一制限アミノ酸）		
				'73評点パターン	'85評点パターン	'07評点パターン
精白米	64.0	57.2	2.18	65（Lys）	61（Lys）	81（Lys）
小麦粉	52.0		0.6	41（Lys）	39（Lys）	46（Lys）
トウモロコシ：全粒	59.4	51.1	1.12	32（Lys）	31（Lys）	38（Lys）
そば	76.6	64.6		92（Leu）	100	100
ジャガイモ	66.7			68（Leu）	73（Leu）	100
大豆	72.8	61.4	2.32	86（SAA）		100
キャベツ	39.9	35.2		50（Leu）	53（Trp）	89（Leu）
牛乳	84.5	81.6	3.09	100	100	100
全卵	93.7	93.5	3.92	100	100	100
牛肉	74.3	66.9	2.30	100	100	100
鶏肉	74.3			100	100	100
豚肉	74.0			100	100	100
魚肉	76.0	79.5	3.55	100	100	100

Lys：リシン　Leu：ロイシン　SAA：含硫アミノ酸　Trp：トリプトファン

えている。酵素の働きを阻害する酵素阻害剤（インヒビター）もたんぱく質であり，これは食品の腐敗や劣化等を防止するために使用されることがある。

4. 脂　質

　脂質は水に溶けず，エーテル，クロロホルム，アセトンなどの有機溶媒に溶ける化合物である。単純脂質（脂肪酸とアルコール類のエステル：油脂，ロウ，ステロールエステル）と複合脂質（脂肪酸とアルコール以外に，リン酸，窒素，糖，硫黄等を含む極性の高い脂質：リン脂質，糖脂質等），誘導脂質（単純脂質と複合脂質の分解物とその他のエーテル可溶性成分）に分類される。

　食用油脂の主成分は，単純脂質のトリアシルグリセロール（トリグリセリド：グリセリンの3つのヒドロキシ基に3個の脂肪酸が結合している）である。

　脂質をアルカリの水溶液と加熱すると，加水分解されてグリセリンと脂肪酸の塩が生じる。この反応をケン化という。脂質の中にはケン化を受けないものもあり，これらを不ケン化物という。不ケン化物には，ステロール，脂溶性ビタミン，カロテン等が含まれる。

（1）脂肪酸，単純脂質，複合脂質，誘導脂質の種類・構造・性質
1）脂　肪　酸
　① 脂肪酸の種類　　脂肪酸は，鎖状の炭化水素の末端に，カルボキシ基（–COOH）をもつ化合物である。その炭化水素基が飽和（結合がすべて単結合）しているものを飽和脂肪酸，不飽和結合（二重結合や三重結合）を含むものを不飽和脂肪酸という。二重結合を1個含む脂肪酸をモノエン酸（monoenoic acid），2個含む脂肪酸をジエン酸（dienoic acid），3個含む脂肪酸をトリエン酸（torienoic acid）とよぶ。また2個以上のものを総称してポリエン酸（多価不飽和脂肪酸：polyunsaturated fatty acid），3個以上を高度不飽和脂肪酸（highly unsaturated fatty acid）という。

　また，炭素の鎖長により，炭素数4と6の脂肪酸を短鎖脂肪酸，8と10の脂

表 2−18　脂肪酸の種類

飽和脂肪酸			不飽和脂肪酸			
名　称	炭素数：二重結合数	融点℃	名　称	炭素数：二重結合数	融点℃	二重結合の位置
酪酸 butyric acid	4：0	-5.5	ミリストレイン酸 myristoleic acid	14：1	-4.5	△9
ヘキサン酸*1 hyxanoic a.	6：0	1.5	パルミトレイン酸 palmitoleic a.	16：1	-0.5 ～0.5	△9
オクタン酸*1 octanoic a.	8：0	16.5	オレイン酸 oleic a.	18：1	14	△9
デカン酸*1 decanoic a.	10：0	31.4	◎リノール酸 linoleic a.	18：2 (n-6)*2	-9	△9,12
ラウリン酸 lauric a.	12：0	43.5	◎α-リノレン酸 α-linolenic a.	18：3 (n-3)*2	-11	△ 9,12,15
ミリスチン酸 myristic	14：0	53.8 および 57.5～58	γ-リノレン酸 γ-linolenic a.	18：3 (n-6)	-11	△6,9,12
パルミチン酸 palmitic a.	16：0	63.0	○アラキドン酸 arachidonic a.	20：4 (n-6)		△5,8, 11,14
ステアリン酸 stearic a.	18：0	70.1	○イコサペンタエン酸 icosapentenoic a.	20：5 (n-3)		△5,8, 11,14,17
アラキジン酸 arachidic a.	20：0	77.5	ドコセン酸(エルカ酸) docosenoic a. (erucic a.)	22：1		△13
ベヘン酸 behenic a.	22：0	83.0	ドコサペンタエン酸 docosapentaenoic a.	22：5 (n-3)		△7,10, 13,16,19
リグノセリン酸 lignoceric a.	24：0	84.2	○ドコサヘキサエン酸 docosahexaenoic a.	22：6 (n-3)		△ 4,7,10, 13,16,19

◎，○は必須脂肪酸，○印はリノール酸，リノレン酸から生体内で合成される。
＊1　IUPAC，日本化学会，日本油化学会は従来のカプロン酸（$C_{6:0}$），カプリル酸（$C_{8:0}$），カプリン酸（$C_{10:0}$）の名称を廃止した。
＊2　カルボキシ基より最も離れた二重結合の位置が，n（炭素数）−6または3である。

肪酸を中鎖脂肪酸，12以上の脂肪酸を長鎖脂肪酸という。バターの香りには酪酸などの短鎖脂肪酸が含まれている。

　一般に食用油脂中には，炭素数12から22の脂肪酸が多く含まれている。

　②　**脂肪酸の構造**　　天然に多く存在する脂肪酸は，炭素数が偶数の直鎖状のものである。奇数炭素数のものは反芻動物や魚介類の油脂中に微量含まれ，枝分かれしたものは，納豆（短鎖分岐脂肪酸：イソ酪酸など）などに含まれている。不飽和脂肪酸の二重結合の立体配置は，一般にシス型であり，トランス型のものは，ほとんどみられない。しかし反芻動物の肉や乳に少量（代表的なも

のがバクセン酸〔trans-11-オクタデセン酸〕）存在し，また，油脂を原料にして硬化油（マーガリン，ショートニングなどの原料）を製造する際には，水素添加により**トランス型脂肪酸**が生じる。トランス型脂肪酸の摂取量が増加すると，心臓病やがんを患う危険性が増加するといわれている。

③　**脂肪酸の性質**　　一般に脂肪酸は，炭素数が増加するほど融点が高くなり，二重結合が増加するほど融点は低くなる。そこで油脂（トリアシルグリセロール）の融点は，その構成脂肪酸により変動する。飽和脂肪酸の多い羊脂や牛脂は常温で固体であるが，不飽和脂肪酸の多い植物油は，常温で液体のものが多い。また不飽和脂肪酸は，酸化されやすい。

n-6系脂肪酸（二重結合が炭素数n-6の位置にある脂肪酸：リノール酸，アラキドン酸，γ-リノレン酸等）や**n-3系脂肪酸**（二重結合が炭素数n-3の位置にある脂肪酸：α-リノレン酸等）は，動物の体内では生合成できない。そこでこれらの脂肪酸を**必須脂肪酸**とよぶ。必須脂肪酸が欠乏すると，皮膚炎，成長不良等を起こすので，食事から摂取しなければならない。

2）単 純 脂 質

単純脂質には，油脂，ロウ，ステロールエステルが含まれる。

①　**油脂（トリアシルグリセロール）**　　グリセロールに3分子の脂肪酸がエステル結合したもの（トリエステル）を主成分とし，微量の**モノアシルグリセロール**（モノグリセリド：グリセリンに1分子の脂肪酸がエステル結合している）や**ジアシルグリセロール**（ジグリセリド：グリセリンに2分子の脂肪酸がエステル結合している）も含まれる。油脂のうち，常温で液体のものを油（oil），固体のものを脂（fat）という。油脂の融点は，構成する脂肪酸により影響を受ける。

②　**ロ ウ**　　ロウは，高級脂肪族アルコールと脂肪酸がエステル結合したものである。植物の葉（パームロウなど）や果実（ハゼロウなど），動物の組織（鯨ロウなど）や分泌物（蜜ロウ）に含まれる。ロウは消化吸収できない。ろうそく，医薬品，香料などに用いられている。

グリセロールの
トリエステル

③　**ステロールエステル**　　ステロールエステルは，ステロール類（ステロール骨格にヒドロキシ基が結合したもの）に脂肪酸がエステル結合した物質である。ステロールには，動物体のコレステロール，植物体のシトステロール，菌類のエルゴステロールなどがある。コレステロールは，細胞膜の構成成分として重要であるが，ホルモン，胆汁酸，ビタミンDを体内で合成する際にも必要である。しかし食物からの過剰摂取は，血管壁への沈着を起こし，動脈硬化を引き起こすといわれている。

コレステロール（ステロイド）

表2-19　食品中のコレステロール含量（可食部100g当たり）

食　品	コレステロール	食　品	コレステロール
クロマグロ(赤身)	50mg	牛肉（サーロイン）	86mg
マダコ	150mg	豚肉（ロース）	61mg
スルメイカ	250mg	若鶏肉	89mg
カニ(ガザミ)	79mg	牛肝臓	240mg
スジコ	510mg	豚肝臓	250mg
カズノコ	370mg	鶏肝臓	370mg
アサリ	40mg	鶏卵全卵	370mg
普通牛乳	12mg	鶏卵卵黄	1,200mg
		鶏卵卵白	1mg

（文部科学省　日本食品標準成分表2020年版（八訂）　2020)

3）複　合　脂　質

複合脂質は，脂肪酸とアルコール以外にリン酸，糖等を含み，細胞膜や脳組織に多量に含まれる。リン脂質は乳化剤として食品製造に利用されている。

①　**リン脂質**　　リン脂質には，アルコール部がグリセリンのグリセロリン脂質と，アルコール部がスフィンゴシンであるスフィンゴリン脂質がある。

グリセロリン脂質は，グリセリンに2分子の脂肪酸とリン酸が結合したもので，リン酸残基の1つにはさらに，アミノアルコールなどが結合している。アミノアルコールの一種コリンが結合しているグリセロリン脂質をホスファチジ

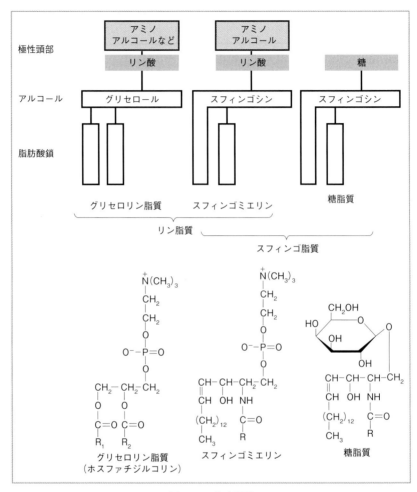

図 2-22　複合脂質

ルコリン（レシチン），エタノールアミンが結合したものをホスファチジルエ
タノールアミン（セファリン），セリンが結合したものをホスファチジルセリン，
イノシトールが結合したものをホスファチジルイノシトールという。グリセロ
リン脂質は疎水性の脂肪酸エステル部分と親水性のホスホコリン部をもつので
両親媒性があり，界面活性を示し，食品工業で乳化剤として利用されている。

スフィンゴリン脂質は，スフィンゴシンのアミノ基に脂肪酸が結合したセラミドにリン酸が結合したもので，リン酸残基の１つにさらにアミノアルコールが結合している。コリンがリン酸残基に結合しているスフィンゴリン脂質をスフィンゴミエリンという。スフィンゴミエリンは神経線維皮膜（ミエリン鞘）の主成分であり，脳組織にも多量に含まれている。

② **糖脂質**　　グリセリンに２分子の脂肪酸と糖が結合したグリセロ糖脂質と，スフィンゴシンに１分子の脂肪酸，糖が結合したスフィンゴ糖脂質がある。スフィンゴシンの中で１分子の単糖が結合したものをセレブロシド，オリゴ糖が結合したものをガングリオシドという。グリセロ糖脂質は，生体膜に多く含まれ，セレブロシドやガングリオシドは脳や神経細胞に多く含まれている。

４）誘導脂質

誘導脂質には，単純脂質や複合脂質の加水分解によって生じた脂肪酸などや不ケン化物（ステロール，ビタミンA，D，E，K，カロテンなど）がある。

（２）油脂の化学的性質・物理的性質

１）化学的性質

① 特数

a. **ケン化価**（saponification value）：油脂１gをケン化するのに要する水酸化カリウム（KOH）のmg数をケン化価という。油脂の分子量はその構成脂肪酸により異なるので，分子量の大きい油脂は，分子量の小さい油脂に比べてケン化価が小さい値になる。通常のケン化価は，190前後であるが，分子量の小さい脂肪酸を含むヤシ油，パーム油は240～250と高い値を示す。

b. **ヨウ素価**（iodine value）：油脂100gに付加するヨウ素のg数を**ヨウ素価**という。不飽和脂肪酸を含む油脂にヨウ素を作用させると，ヨウ素は二重結合に付加する。そこで油脂の構成脂肪酸の不飽和度が高くなるほどヨウ素価は高くなる。植物油脂では，ヨウ素価100以下を不乾性油，100～130を半乾性油，130以上を乾性油に分類する。不乾性油にはオリーブ油，パーム油，半乾性油にはゴマ油，なたね油，大豆油があり，いずれも食用に用いられる。乾性油に

は亜麻仁油，桐油等がある。これらの油脂はリノール酸，リノレン酸の含量が多く，酸化されて樹脂状の皮膜を作るので，塗料の原料として用いられる。

　c. ライヘルト・マイスル価 (Reichert-Meissl value)，ポレンスケ価 (Polenske value)：油脂5gを既定の方法で処理した際に，水蒸気とともに揮発した脂肪酸を，中和するのに要する1/10Nエタノールカリ標準液のmL数をライヘルト・マイスル価，水蒸気とともに揮発してきた水に不溶性の脂肪酸を中和するのに要する1/10Nエタノールカリ標準液のmL数をポレンスケ価という。前者は酪酸，ヘキサン酸の含量を意味し，乳脂肪で高い。後者はオクタン酸，デカン酸，ラウリン酸の含量を表している。

② 変　数

　a. 酸価 (acid value)：油脂1g中に含まれる遊離脂肪酸を中和するのに要する水酸化カリウムのmg数をいう。油脂の精製度や鮮度の指標である。日本農林規格 (JAS) では，精製大豆油の酸価は0.20以下，調合サラダ油の酸価は0.15以下となっている。油脂を長期間保存すると加水分解や，酸敗により遊離の脂肪酸が増加するので酸価は増大する。

　b. 過酸化物価 (peroxide value)：油脂1kg当たりの過酸化物のmg当量数を過酸化物価という。油脂が酸化されると，過酸化物が生成するが，過酸化物にヨウ化カリウム (KI) を反応させると，ヨウ素 (I_2) が遊離する。この量をチオ硫酸ナトリウムで滴定して求める。新鮮な食用油脂では，0に近い値であるが，半年から1年放置すると10前後まで上昇することがある。

　c. カルボニル価 (carbonyl value)：油脂1kgに含まれるカルボニル化合物のmg当量数をカルボニル価という。油脂の酸化で生じた過酸化物がさらに分解を受けるとカルボニル化合物 (アルデヒド，ケトン等) が生じる。この量を2,4-ジニトロフェニルヒドラジンを用いて比色定量する。

　d. チオバルビツール酸価 (TBA価：thiobarbituric acid value)：油脂の酸化で生じた過酸化物が分解して生じたマロンジアルデヒドは，チオバルビツール酸と反応して赤色の生成物を生じる。この量を比色定量して，油脂1kg当たりの吸光度で示す。油脂の酸化の指標として用いられている。

2）物理的性質

　油脂の物理的性質の試験項目としては，色（color），比重（specific gravity），屈折率（refractive index），融点（melting point），凝固点（congeal point），粘度（viscosity），発煙点，引火点，燃焼点（smoke point, flash point, fire point）等がある。高純度の油脂には色や香りはないが，カロテン系の色素が混入すると，黄色や赤の色がわずかにつく。またクロロフィルが混入すると緑がかる。

　油脂の比重はグリセリロールを構成する脂肪酸の影響を受け，低級脂肪酸，不飽和脂肪酸，ヒドロキシ酸の含量が多いほど大きくなる。普通の油脂の比重は，0.91〜0.95（15℃）である。油脂の屈折率もグリセリロールを構成する脂肪酸の影響を受け長鎖脂肪酸，不飽和脂肪酸，ヒドロキシ脂肪酸の含量が多いほど大きくなる。油脂の融点や凝固点も，構成する脂肪酸の分子量や不飽和度の影響を受ける。油脂の発煙点，引火点，燃焼点は，油脂の加熱安定性を示す指標である。トリアシルグリセロールに遊離脂肪酸，不ケン化物，モノアシルグリセロール，ジアシルグリセロール等が含まれると発煙点は低下する。

（3）脂肪酸，単純脂質，複合脂質，誘導脂質の食品における所在
1）食品中の単純脂質

　食用油脂の主成分はトリアシルグリセロールで，動植物中に広く分布している。油脂は多種類のトリアシルグリセロールが混在し，その構成割合により性質が変化する。主な油脂の脂肪酸組成を表2-20に示す。一般に動物性油脂（牛脂，羊脂等）では，飽和脂肪酸が多く，植物性油脂（大豆油，綿実油，ゴマ油等）では，不飽和脂肪酸が多い。また魚油の場合は，イコサペンタエン酸（エイコサペンタエン酸），ドコサヘキサエン酸等のn-3系高度不飽和脂肪酸を多く含む。動物性油脂は，植物性油脂に比べて飽和脂肪酸の比率が高いので，常温で固体となる。食品中の油脂は，食品に独特の風味を与える。牛肉の霜降り肉では，肉を焼いた際に脂肪が溶け出し，筋肉をほぐしやわらかくする。

　厳密にいうと，油脂の性質は脂肪酸の組み合わせが異なる多種類のトリアシルグリセロールの性質の総体であり，脂肪酸組成だけでは説明できないものが

表 2-20 食用油の主な脂肪酸組成(%)

サフラワー油 (ハイリノール)	パルミチン酸16：0(6.3)　ステアリン酸18：0(2.2) オレイン酸18：1(13.0)　リノール酸18：2(70.0)
大 豆 油	パルミチン酸16：0(9.9)　ステアリン酸18：0(4.0) オレイン酸18：1(22.0)　リノール酸18：2(50.0)　α-リノレン酸18：3(6.1)
トウモロコシ 油	パルミチン酸16：0(10.0)　ステアリン酸18：0(1.9) オレイン酸18：1(28.0)　リノール酸18：2(51.0)　α-リノレン酸18：3(0.8)
綿 実 油	パルミチン酸16：0(18.0)　ステアリン酸18：0(2.2) オレイン酸18：1(17.0)　リノール酸18：2(54.0)
ナタネ油	パルミチン酸16：0(4.0)　ステアリン酸18：0(1.9)　オレイン酸18：1(58.0) イコセン酸20：1(1.1)　リノール酸18：2(19.0)　α-リノレン酸18：3(7.5)
ゴ マ 油	パルミチン酸16：0(8.8)　ステアリン酸18：0(5.4) オレイン酸18：1(37.0)　リノール酸18：2(41.0)
米ぬか油	パルミチン酸16：0(16.0)　ステアリン酸18：0(1.7) オレイン酸18：1(39.0)　リノール酸18：2(32.0)　α-リノレン酸18：3(1.2)
落花生油	パルミチン酸16：0(11.0)　ステアリン酸18：0(3.0) アラキジン酸20：0(1.4)　ベヘン酸22.0(3.2)　リグノセリン酸24：0(1.5) オレイン酸18：1(42.0)　リノール酸18：2(29.0)　イコセン酸20：1(1.2)
オリーブ油	パルミチン酸16：0(9.8)　ステアリン酸18：0(2.9) オレイン酸18：1(73.0)　リノール酸18：2(6.6)
カカオ脂*	パルミチン酸16：0(25.2〜28.1)　ステアリン酸18：0(32.7〜36.0) オレイン酸18：1(34.5〜36.0)　リノール酸18：2(1.5〜2.1)
ヤ シ 油 (ココナッツ オイル)	オクタン酸8：0(7.6)　デカン酸10：0(5.6)　ラウリン酸12：0(43.0) ミリスチン酸14：0(16.0)　パルミチン酸16：0(8.5) ステアリン酸18：0(2.6)　オレイン酸18：1(6.5)　リノール酸18：2(1.5)
バ タ ー (有塩)	酪酸4：0(2.7)　ヘキサン酸6：0(1.7)　オクタン酸8：0(1.0) デカン酸10：0(2.1)　ラウリン酸12：0(2.5)　ミリスチン酸14：0(8.3) パルミチン酸16：0(22.0)　ステアリン酸18：0(7.6) ミリストレイン酸14：1(0.7)　パルミトレイン酸16：1(1.1) オレイン酸18：1(16.0)　リノール酸18：2(1.7)
牛 脂	ミリスチン酸14：0(2.2)　パルミチン酸16：0(23.0) ステアリン酸18：0(14.0)　パルミトレイン酸16：1(2.7) オレイン酸18：1(41.0)　リノール酸18：2(3.3)
鶏 脂*	ミリスチン酸14：0(1.1)　パルミチン酸16：0(20.0) ステアリン酸18：0(5.6)　パルミトレイン酸16：1(9.7) オレイン酸18：1(38.4)　リノール酸18：2(17.5)　γ-リノレン酸18：3(2.9)
豚 脂 (ラード)	ミリスチン酸14：0(1.6)　パルミチン酸16：0(23.0) ステアリン酸18：0(13.0)　パルミトレイン酸16：1(2.3) オレイン酸18：1(40.0)　リノール酸18：2(8.9)　α-リノレン酸18：3(0.5)
マイワシ油*	ミリスチン酸14：0(7.9)　パルミチン酸16：0(21.0) ステアリン酸18：0(5.4)　パルミトレイン酸16：1(11.1) オレイン酸18：1(16.7)　リノール酸18：2(3.1) イコセン酸20：1(2.4)　イコサペンタエン酸20：5(15.8) ドコサペンタエン酸22：5(8.4)
マーガリン (家庭用，有 塩)	ラウリン酸12：0(3.6)　ミリスチン酸14：0(1.7) パルミチン酸16：0(11.0)　ステアリン酸18：0(4.8) オレイン酸18：1(39.0)　リノール酸18：2(12.0)　α-リノレン酸18：3(1.2)

日本食品標準成分表2020年版（八訂）脂肪酸成分表編，＊は（印南，菅原，鈴木，辻：食品の食物繊維　無機質　コレステロール　脂肪酸含量表　医歯薬出版　1985）

表 2 -21 天然油脂トリアシルグリセロール（TG）の主要分子種

試　料	主要TG分子種（%）
綿実油	PLL (24.9)，POL (16.4)，LLL (13.8)，OLL (13.0)，PPL (9.0)
ナタネ油	OOL (25.3)，OOO (20.0)，OOLn (11.1)，OLL (9.6)，OLLn (8.8)
オリーブ油（イタリア産）	OOO (41.5)，OOP (24.8)，LOO (10.4)，LOP (4.9)，OOS (4.0)
トウモロコシ油	OLL (24.6)，LLL (17.8)，PLL (15.5)，SLL・POL (15.3)，OOL (11.2)
大豆	OLL (12.4)，LLL (11.5)，PLO (6.0)，PLL (5.7)，OLO (5.4)
カカオバター	POS (38.2)，SOS (26.5)，POP (16.1)，SOO・PPP (4.1)，PSO (3.0)
牛肉脂質	POO (33.2)，SOO (10.1)，OOO (9.1)，POS (8.1)，PPoO (6.4)

P, $C_{16:0}$; Po, $C_{16:1}$; S, $C_{18:0}$; O, $C_{18:1}$; L, $C_{18:2}$; Ln, $C_{18:3}$
（和田俊　油科学　36：105　1987）

ある（表 2 -21）。例えば植物油を冷蔵庫で少し冷却すると固化する成分が含まれ，サラダ油の製造にはウインタリングという工程が含まれている。トリアシルグリセロールの分子種の存在比をトリアシルグリセロール組成といい，バター，マーガリン，カカオバター等の固型脂の性質に大きな影響を与えている。

2）食品中の複合脂質

① **リン脂質**　　グリセロールと化合するものを**グリセロリン脂質**，スフィンゴシンと化合するものを**スフィンゴリン脂質**とよぶ。グリセロリン脂質のうち，ホスファチジルコリン（レシチン）は，大豆（生65mg/100g）や卵黄（生630mg/100g）に多く含まれ，マーガリンやチョコレート等の乳化剤として用いられている。リゾホスファチジルコリンはホスファチジルコリンより脂肪酸が1つ少ないので水になじみやすく，化粧品などに用いられる。ホスファチジルエタノールアミン（セファリン）は，肝臓，大豆，卵黄に含まれている。

スフィンゴリン脂質の一種であるスフィンゴミエリンは，脳や神経組織に多量に含まれ，機能性素材として用いられている。

② **糖脂質**　　代表的なものとして，グリセロ糖脂質とスフィンゴ糖脂質があげられる。**グリセロ糖脂質**のうちガラクト糖脂質は，植物の葉緑体や，シアノバクテリアに含まれている。

スフィンゴ糖脂質では，フレノシン（セラミド部分にセレブロン酸が含まれる），やケラシン（セラミド部分に直鎖脂肪酸を含む），ネルホン（セラミド部分にネルホン酸を含む）等が，植物種子や脳に含まれている。

　③　**誘導脂質**　　コレステロールは，卵，魚卵，肝臓等の動物性食品に多く含まれる。細胞膜の構成成分で，胆汁酸，ホルモン，ビタミンD前駆体の材料となる。人体で1日当たり1〜1.5g合成されるが，過剰摂取は動脈硬化の原因になる。植物にはβ-シトステロールやスチグマステロールが多い。キノコや酵母には紫外線によりビタミンDに変化するエルゴステロールが含まれる。

（4）脂肪酸，単純脂質，複合脂質の機能
1）脂肪の栄養

　①　**エネルギー源**　　脂質のエネルギーは，1g当たり9kcalである。これは炭水化物，たんぱく質（約4kcal）の2倍以上である。脂質の過剰摂取は，エネルギー摂取過剰を引き起こし，肥満や糖尿病に結びつきやすい。そこで日本人の食事摂取基準（2020年版）では，成人の脂肪エネルギー比率は20〜30％が目標量とされている。

　②　**必須脂肪酸の供給**　　リノール酸，リノレン酸，アラキドン酸は，人体では生合成できない必須脂肪酸である。これらの脂肪酸の中には，$-CH=CH-CH_2-CH=CH-$の構造が含まれており，これが動物の生理に不可欠とされている。必須脂肪酸からは，種々の生理的，薬理的作用を有するイコサノイドが生成される。イコサノイドには，プロスタグランジン，トロンボキサン，ロイコトリエンなどがあり，血小板の凝集，動脈壁や気管支の収縮，血液の粘度などの調節を行っている。日本人の食事摂取基準（2020年版）では，n-6系脂肪酸の目安量を11g/日（18〜29歳男性），8g/日（18〜29歳女性）とし，n-3系脂肪酸の目安量を2.0g/日（18〜29歳男性），1.6g/日（18〜29歳女性）としている。

　③　**コレステロールと脂肪酸組成**　　動物性油脂に多い飽和脂肪酸は血清コレステロールを増加させ，植物性油脂や魚油に含まれる不飽和脂肪酸は血清コレステロールを低下させるので，日本人の食事摂取基準（2020年版）では成人

の飽和脂肪酸摂取基準（％エネルギー）を7以下としている。

　④　**中鎖脂肪酸**　　中鎖脂肪酸は，門脈経由で肝臓に運ばれ，すぐにエネルギー源として利用されるため，脂肪として蓄積しにくいといわれている。

　⑤　**ジアシルグリセロール**　　米ぬか油に7％ほど含まれ，血清トリアシルグリセロール低下作用，体脂肪減少作用があることが知られている。

　⑥　**構造脂質**　　トリアシルグリセロールの特定の位置に特定の脂肪酸（中鎖脂肪酸等）を結合させたもので，低カロリー油脂として利用されている。

　⑦　**脂溶性ビタミンの供給**　　脂溶性ビタミンのA，D，E，K等は油脂によく溶けるので，油脂はこれらビタミンの優れた給源となっている。プロビタミンAのカロテンは，油で調理すると吸収率が高まるといわれている。

　⑧　**トランス型不飽和脂肪酸（トランス型脂肪酸）**　　トランス型脂肪酸を多く摂り続けると，冠動脈疾患のリスクが高まるといわれる。そこでWHO/FAOレポートは，摂取量を全カロリーの1％未満にするよう勧告している。

2）乳　　化

　水と油を混合すると，二層に分離して混ざり合うことはないが，界面活性剤（分子内に親水基と親油基（疎水基）をもっている）を加えて攪拌すると水の中に油（または油の中に水）が分散する。これを**乳化**といい，乳化作用を示す物質を**乳化剤**という。乳化の際，界面活性剤の親油基は油に，親水基は水に作用し，分散相を包むような形で分散媒中に分散する。

　乳化には，水の中に油の粒子が分散した**水中油滴型**（O/W型：oil in water type）のエマルションと油の中に水の粒子が分散した**油中水滴型**（W/O型：water in oil type）のエマルションがある。O/W型の食品としては，牛乳，アイスクリーム，マヨネーズがあり，W/O型の食品としては，バター，マーガ

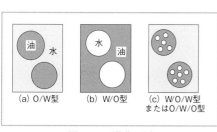

図2-23　乳化の型

リンがある。エマルションには，他に
O/W/O型やW/O/W型もあり，コーヒー用
クリームや製菓用クリームに用いられる。

エマルションがO/W型になるかW/O型に
なるかは，使用する乳化剤の性質に左右され
る。親水性の強い乳化剤を用いればO/W型
の乳化，親油性の強い乳化剤を用いれば
W/O型の乳化となる。乳化剤の親水基と親
油基のバランスはHLB（hydrophile lipophile
balance）値で判断できる。HLB値は，親水
基の量が0％の時を0，100％の時を20として
等分した値で，HLB3～6の乳化剤は親油
性が強いのでW/O型のエマルションを作り，

表2-22　乳化剤のHLB値

乳化剤の種類	HLB値
モノアシルグリセロール	3～4
酢酸モノアシルグリセロール	1
乳酸モノアシルグリセロール	3～4
クエン酸モノアシルグリセロール	9
コハク酸モノアシルグリセロール	5～7
ジアセチル酒石酸モノアシルグリセロール	8～10
ポリグリセリンエステル	4～14
シュガーエステル	1～16
ソルビタンエステル	2～9
PGエステル	1～3
レシチン	3～4
CSLステアロイル乳酸カルシウム	7～9

HLB8～12の乳化剤はO/W型のエマルションを作るのに適している。

乳化剤としては，ホスファチジルコリン（レシチン），モノアシルグリセロール，ジアシルグリセロール，ショ糖脂肪酸エステル，有機酸モノアシルグリセロール，ポリグリセリン脂肪酸エステル等がある。また乳化安定剤としては，デンプン，ペクチン，デキストリン，アルギン酸，アラビアガム等が用いられている。

3）固型脂の性質

① **可塑性**　　バターやマーガリンのように，弱い力では変形しないが，ある一定以上の力を加えると変形し，元の形に戻らないような性質を**可塑性**という。マーガリンは，冷蔵庫の温度から室温までのかなりの温度変化があっても可塑性を維持しており，可塑性範囲が広い。これに対してチョコレートは，体温より少し低い温度で一気に融けてしまい，油脂を可塑性範囲が狭い。

可塑性の油脂は，固体の脂肪と液体の油が混ざった状態であり，融点の低いトリアシルグリセロールから融点の高いトリアシルグリセロールまで混在すると可塑性の範囲は広くなり，融点の近似したトリアシルグリセロールよりなる

ものは狭くなる。

　マーガリンは，原料として適当な固体脂と液状油を選択し，水，乳固形分，食塩，香料などを加え，乳化してから急冷練り機（ボテーターなど）で練り合わせ，可塑性の油脂としている。チョコレートの原料であるココアバターは，パルミチン酸，オレイン酸，ステアリン酸よりなるトリアシルグリセロールが多いため，シャープな口どけとなる。

　ある油脂が，所定温度で固体脂と液体油をどのような割合で含むかを，固体脂の百分率で表した値を**固体脂指数**（SFI）という（図2-24）。油脂が固相から液相に変化する際の体積変化を膨張計で測定して固体脂指数を算出している。液体油では固体脂指数は0であり，固体脂指数5以下の油脂はやわらかすぎ，10〜35の油脂は比較的やわらかい固体脂であり，40以上はかたい固体脂である。

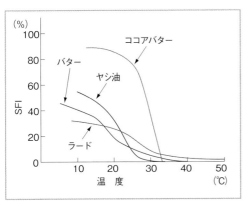

図2-24　ココアバターなどのSFIカーブ
（柳原昌一　食用固型油脂　建帛社　1975）

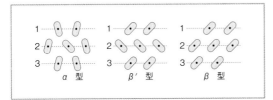

図2-25　固体脂の多形

　② **多　形**　固体脂は，固化条件，温度処理によって複数の結晶構造を示す。これを油脂の結晶の**多形**（polymorphism）という。油脂の結晶形としては，主としてα, β', β型の3種類が知られているが，油脂によってはもっと多くの結晶形が明らかになっている。例えばココアバターでは，I〜VIの6種の結晶形があるとされる。

　油脂を加熱し冷却すると，α型の結晶が得られる。さらにα型の結晶をゆっくり加熱し冷却すると，β'型に

なり，β′の結晶をゆっくり加熱し冷却するとβ型になる。各結晶形は同一物質でありながら，融点が異なり，α型が最も不安定で，β型が最も安定で融点の高い結晶形である。

　ラード，マーガリン，ショートニング等の固体脂では，β′結晶が多いものは組織が滑らかで光沢があり品質が高い。一方，β型結晶はかたく，粒径も大きい粗大結晶となり，機能や品質を低下させる。

　また，チョコレートに用いるカカオバターでは，Ⅴ型の結晶（融点34〜35℃）が良好な品質を与えるので，テンパリング（tempering，調温）処理を行って，Ⅵ型結晶（融点36℃）によって起こるファットブルームを防止している。

　③　**クリーミング性**　　クリームやショートニングをミキサーなどで攪拌すると，空気が細かい泡となって抱気される性質を**クリーミング性**という。クリーミング性は，ケーキやバタークリームの製造に重要な性質である。

　④　**ショートニング性**　　油脂が，ビスケットやクッキー等に，もろさや砕けやすさを与える性質を**ショートニング性**という。油脂の中では，ラードがショートニング性にすぐれているが，酸化されやすく，油脂の結晶形が転移して粗大結晶を生じやすい。そこでラードの代替油脂として種々のショートニングが開発された。

（4）油脂の加工

1）水 素 添 加

　油脂中の不飽和脂肪酸の二重結合に，高温，高圧下で，ニッケル（Ni）などを触媒として水素を付加させることを**水素添加**という。水素添加により油脂の不飽和度が減少し，融点が上昇するので，油脂は硬化する。このような工程で製造した油脂を硬化油という。硬化油の原料としては，魚油，鯨油，ナタネ油，大豆油，パーム油などが用いられる。

　水素添加により，油脂は硬化し，酸化に対しても安定となる。また可塑性や，におい，風味も改善される。硬化油は，脱臭してマーガリン，ショートニング，石けんの原料として用いられる。

天然油脂では，不飽和脂肪酸はほとんどシス型であるが，水素添加の際，不飽和脂肪酸の異性化によりトランス型の脂肪酸が生じる。一例として液体の植物油を固体にする水素添加反応では，触媒によっては，脂肪酸の半分近くがトランス型に転換する。トランス型脂肪酸は，構造が飽和脂肪酸に類似し，融点も飽和脂肪酸に近くなる。トランス型脂肪酸は，血中の

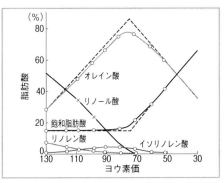

図 2-26　大豆油の水素添加による脂肪酸組成の変化
（菅原龍幸監修　新版食品学Ⅰ［第 2 版］　建帛社 2016　p.68）

LDLコレステロールを増加させ，HDLコレステロールを減少させるので，動脈硬化に結びつき冠動脈系疾患のリスクを高めるといわれている。

2）エステル交換

　油脂を構成するトリアシルグリセロールのアシル基を分子間または分子内で交換して異なる分子種組成のトリアシルグリセロールを製造する方法である。エステル交換反応には，水酸化ナトリウムやナトリウムメチラートを用いる化学法と酵素触媒による酵素法がある。

　エステル交換により油脂のトリアシルグリセロール組成が変わるので，油脂の融点，可塑性，結晶性等を改変することができる。

①　化学法の特徴

　油脂を適当な条件下でナトリウムメチラートを触媒として反応させると油脂の間で脂肪酸基の交換が起こり，トリアシルグリセロー

$$
\begin{bmatrix} R_1 \\ R_2 \\ R_1 \end{bmatrix} + \begin{bmatrix} R_1 \\ R_3 \\ R_4 \end{bmatrix} \longrightarrow \begin{bmatrix} R_3 \\ R_2 \\ R_4 \end{bmatrix} + \begin{bmatrix} R_1 \\ R_1 \\ R_1 \end{bmatrix}
$$

ラードの場合

$$
\begin{bmatrix} R_1 \\ R_2 \\ R_3 \end{bmatrix} + \begin{bmatrix} \\ \\ \end{bmatrix} \longrightarrow \begin{bmatrix} R_2 \\ R_3 \end{bmatrix} + \begin{bmatrix} R_1 \end{bmatrix}
$$

モノ，ジアシルグリセロール製造の場合

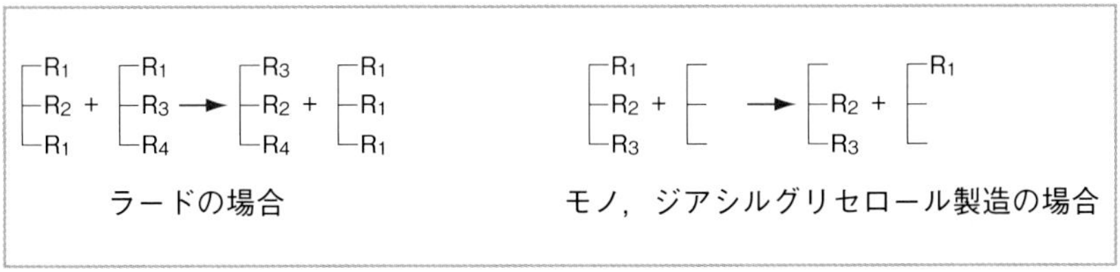

図 2-27　エステル交換

ル組成を変えることができる。油脂の融点以上で反応させるランダム型と融点以下で反応させるダイレクト型がある。

　ラードは，トリアシルグリセロールを構成する脂肪酸にパルミチン酸とステアリン酸が多いものが粗大結晶を作ることが知られていた。この油脂は舌触りが悪く，クリーミング性が低いが，エステル交換により品質を改良することができた。

　また油脂にグリセリンを混合して反応すると，モノアシルグリセロールやジアシルグリセロールを製造することができる。

　②　**酵素法の特徴**　　リパーゼを用い，トリアシルグリセロールの分子種組成を変える方法である。リパーゼにはトリアシルグリセロールの1位，3位の脂肪酸を特異的に交換するものと，無差別に作用するものがある。この方法は反応条件が化学法より温和なので，油脂の劣化が少ない。しかしランニングコストは割高であるので，比較的高額な油脂製品の製造に使われる。

5．ビタミン

　ビタミンは，たんぱく質，炭水化物，脂質等の栄養素が体内でその機能を発揮できるように，補助的に微量で働く栄養素である。ビタミンは体内で合成されないか，合成されても少量のため食べ物から摂らなければならない。ビタミンの名称は，従来，発見順などによりビタミンA，B，C，Dのようにアルファベット名で付けられていた。しかし，命名の仕方が無秩序になったり，類縁体の数が増えて混乱したため，現在は，原則として化学名を用いる。ただし一連の化合物を総称する場合は，アルファベット名が使われる。主要な水溶性ビタミンはB群とCで9種類，脂溶性ビタミンはA，D，E，Kの4種類である。

（1）水溶性ビタミン

　水溶性ビタミンは，水に溶けやすく，熱に弱い性質で，ビタミンB群（B_1，B_2，B_6，B_{12}，葉酸，パントテン酸，ビオチン）とビタミンCの9種類がある。

1）ビタミンB₁（チアミン）

① **構造と性質**　食品に含まれる**ビタミンB₁**は，チアミンにリン酸がエステル結合しており，消化管内でチアミンになってから吸収される。体内で再びリン酸と結合し，糖代謝酵素の補酵素として働く。糖代謝はエネルギーの生産機構であり，中枢神経や末梢神経の働きを正常に保つ作用があるため，B₁欠乏として，白米摂取が多い日本では末梢神経障害の脚気，アルコール摂取が多い欧米では中枢神経障害のウェルニッケ脳症を起こす。

② **食品における存在**　水溶性ビタミンであるため，葉菜類やブロッコリーではゆで調理損失が大きいが，カボチャ，オクラ等はゆで調理損失はほとんどしない。熱や酸性溶液では安定であるが，アルカリ性では不安定である。貝類，ワラビ，ゼンマイにはビタミンB₁分解酵素チアミナーゼがあるが，加熱やあく抜きで酵素が失活する。白米にビタミンB₁とビタミンB₂を添加した強化米がある。ビタミンB₁はニンニクに含まれるにおい物質アリシンと結合しアリチアミンになり，腸管での吸収がよくなる。100g当たりに豚ヒレ肉（大型種肉）1.32mg，生ハム0.92mg，ウナギ（かば焼き）0.75mg，小麦胚芽1.82mg，きな粉（全粒大豆，青大豆）0.29mgと多く含まれる。

（ピリミジン部）　　（チアゾール部）
ビタミンB₁塩酸塩

アリチアミン

＊の位置に が結合したものがチアミンピロリン酸である

ビタミンB₁の構造

チアミン誘導体

2）ビタミンB₂（リボフラビン）

① **構造と性質**　ビタミンB₂にはリボフラビン，リボフラビンにリン酸が１つ結合しているフラビンモノヌクレオチド（FMN）とリボフラビンとア

デニンがリン酸2つを介して結合しているフラビンアデニンジヌクレオチド（FAD）がある。食品にはFADが多く含まれる。FMNとFADは多様な酸化還元酵素の補酵素として働き，糖質と脂質の代謝に関わり，欠乏すると成長が停止するのでビタミンB2は正常発育に必要なビタミンといわれる。アルカリ性で加熱すると分解するが，中性・酸性では熱に対して比較的安定である。リボフラビンは，

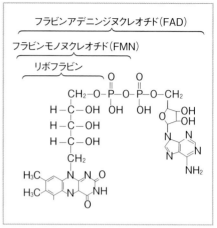

図2-28　ビタミンB2の構造

光に対し非常に不安定である。また，このとき光増感作用によって，食品の変香（日光臭）や変色，脂質の酸化などが起こる。例えば直射日光にさらした牛乳が日なた臭いにおいになるのは，このためである。

②　**食品における存在**　ビタミンB2は野菜や穀類などの植物性食品よりも，肉や魚などの動物性食品に多く含まれる。100g当たりに豚レバー3.60mg，キャビア（塩蔵品）1.31mg，干しノリ2.68mg，脱脂粉乳1.60mg，アーモンド（乾）1.06mgと多く含まれる。

3）ナイアシン

①　**構造と性質**　ナイアシンは，ニコチン酸とニコチン酸アミドの総称である。これらは生体内でニコチンアミドアデニンジヌクレオチド（NAD）およびニコチンアミドアデニンジヌクレオチドリン酸（NADP）となり，多様な酸化還元酵素の補酵素として働く。ナイアシンは，糖質，脂質，たんぱく質などの代謝のほか，アルコールの代謝にも関わる。食品に含まれるトリプトファン60mgからもナイアシン1mgが生体内で合成される。欠乏症としては，ペラグラ（皮膚炎）や胃腸障害が起こる。

②　**食品における存在**　ナイアシンは，熱，酸，アルカリ，光に強く，酸

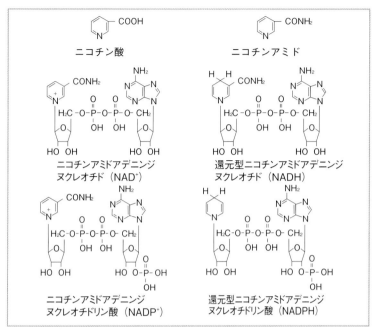

図 2 -29　ナイアシン関連化合物の構造

化されにくい。水溶性であるため，調理時において煮汁への損失がある。ナイアシン当量は，魚類，肉類，キノコ類全般に多く含まれている。100g当たりにタラコ（生）54.0mg，カツオ（秋獲り，生）23.0mg，牛レバー18.0mg，エリンギ6.7mgなどに多く含まれる。

4）ビタミンB₆

① **構造と性質**　ビタミンB₆には，ピリドキシン，ピリドキサール，ピリドキサミンの３種とそれらのリン酸エステルの３種，合計６種類がある。

アミノ酸代謝におけるアミノ基転移反応，脱炭酸反応やグリコーゲン代謝等の酵素の補酵素となっている。欠乏症は皮膚炎，神経炎，貧血，食欲不振等があるが，動物性食品，植物性食品にかかわらず多くの食品から摂取できるので，欠乏症はほとんどみられない。酸性溶液で安定であるが，光で分解しやすい。

② **食品における存在**　100g当たりにニンニク1.53mg，ピスタチオ（炒り）1.22mg，牛レバー0.89mg，豚レバー0.57mg，マグロ0.64～1.08mgなどに多く含まれる。

5）ビタミンB_{12}

① **構造と性質**　ビタミンB_{12}（シアノコバラミン）は分子中に1個のコバルト原子があるもので，補酵素の成分になる。ビタミンB_{12}は胃の中で糖たんぱく質（内因子）と結合し，小腸から吸収される。血液中ではトランスコバラミン（輸送たんぱく質）と結合し肝臓に運ばれ，補酵素型のアデノシルコバラミンやメチルコバラミンに変換される。胃切除した人や高齢者では，ビタミンB_{12}を吸収できずに悪性貧血を起こす。アルカリや強酸，光で分解する。

② **食品における存在**　ビタミンB_{12}は，微生物によって生成されるため，海藻類を除いて植物性食品には含まれず，主に動物性食品に多く含まれる。100g当たりに干しノリ78.0μg，イクラ47.0μg，シジミ68.0μg，アサリ52.0μg，牛レバー53.0μgと多く含まれる。

6）葉　　酸

① **構造と性質**　葉酸はヒトやサルの抗貧血因子として発見されたもので5,6,7,8-テトラヒドロ葉酸とその誘導体である。体内で吸収されると補酵素型の葉酸になり，核酸，アミノ酸，たんぱく質の代謝に関係する酵素の補酵素として働く。母乳や組織中に存在する葉酸結合たんぱく質が葉酸の吸収，輸送，貯蔵に関与している。欠乏症は，通常の食生活ではほとんどみられないが，妊娠中の女性で巨赤芽球性貧血がみられる。

② **食品における存在**　葉酸が多く摂取できる食品は「女性の葉酸摂取と神経閉鎖障害をもつ子どもが生まれるリスクの関係」が科学的根拠により認められているため，疾病リスク低減表示ができる特定保健用食品（トクホ）となるものがある。野菜のほとんどに葉酸が多く含まれる。100g当たりに枝豆（ゆで）260μg，芽キャベツ240μg，アスパラガス190μg，ブロッコリー220μg，鶏レバー1,300μg，牛レバー1,000μg，生ウニ360μg，マンゴー84μg，アボカド83μgと多く含まれる。

7）パントテン酸

① **構造と性質**　パントテン酸は，酵母の生育因子として発見され，パント酸とβ-アラニンが結合したものである。食品中のパントテン酸は，補酵素A（コエンザイムA）の構成成分として存在する。糖代謝や脂肪酸代謝に関わる酵素の補酵素として働く。水に溶けやすく，熱に弱い。通常の食生活において欠乏症はほとんどみられないが，不足すると体重減少，皮膚炎，脱毛などがみられる。

② **食品における存在**　野菜，果物，肉，魚，種子類とほとんどの食品に含まれている。100g当たりに鶏レバー10mg，糸引き納豆3.60mg，鶏卵（全卵）1.16mg，アボカド1.55mgに多い。

8）ビオチン

① **構造と性質**　食品に含まれる**ビオチン**は，酵素たんぱく質と結合し，補酵素として働く。熱や酸に安定で，アルカリに不安定である。ビオチンは，腸内で作られるビタミンのため，健康人であれば欠乏症になることはほとんどない。しかし，生卵白中に存在する低分子の塩基性たんぱく質であるアビジンは，ビオチンと強く結合する。そのため，生卵を大量に食べるとビオチン欠乏症になることがあり，皮膚炎，脱毛，神経障害等がみられる。

ビオチン（ビタミンH）

② **食品における存在**　100g当たりマガレイ22.0μg，糸引き納豆18.0μg，鶏レバー230.0μg，豚レバー80.0μgである。

9）ビタミンC（アスコルビン酸）

① **構造と性質**　ビタミンCは，抗壊血病因子として発見されたビタミンであり，還元型（**アスコルビン酸**）と酸化型（**デヒドロアスコルビン酸**）がある。コラーゲンの生成と保持作用を有している。チロシン代謝と関連したカテコールアミンの生成や脂質代謝にも関係している。欠乏すると結合組織が弱くなり，歯肉がはれて出血しやすくなる。またビタミンCは強い還元性のため抗酸化能が強く，老化の原因である活性酸素から細胞や組織を守る働きがある。食品中

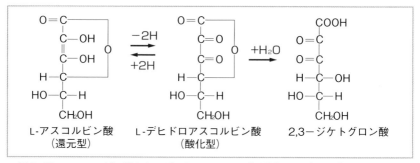

図2-30　アスコルビン酸からのデヒドロアスコルビン酸と2,3-ジケトグロン酸の生成

のビタミンCは，還元型（L-アスコルビン酸）と酸化型（L-デヒドロアスコルビン酸）と存在するが，ビタミンC効力は同等とみなせるので，日本食品標準成分表では両方の合計量で示されている。ビタミンCは，熱，光，アルカリにおいて酸化を受けやすく，調理損失が大きい。

　②　**食品における存在**　　野菜類，果実類，緑茶に多く含まれる。100g当たりに赤ピーマン170mg，黄ピーマン150mg，ブロッコリー140mg，アセロラ1,700mg，キウイフルーツ（黄肉種）140mg，柿70mg，イチゴ62mg，抹茶（粉末）60mgである。カボチャ，キュウリ，ニンジンなどにはアスコルビン酸を酸化するアスコルビン酸オキシダーゼが含まれる。

（2）脂溶性ビタミン

　脂溶性ビタミンには，ビタミンA，D，E，Kの4種類があり，水に溶けず，油脂や脂肪に溶けやすいビタミンである。体内に蓄積されるため，過剰症が生じる。

　1）ビタミンA（レチノール)

　①　**構造と性質**　　ビタミンAはレチノールと同様な生理作用をもつ化合物の総称である。**レチノール**は動物性食品に含まれ，植物性食品には体内でレチノールに変わるプロビタミンAとして含まれる。プロビタミンAには，カロテノイド色素である*α*-カロテン，*β*-カロテン，クリプトキサンチンなどがある。

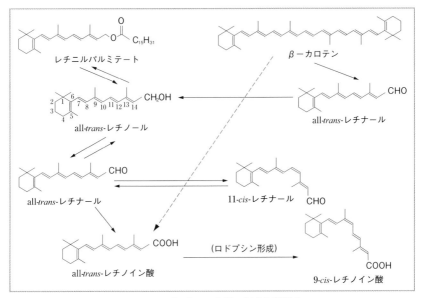

図2-31　ビタミンA代謝の概略と類縁体

ビタミンAは目の視覚色素ロドプシンの形成，皮膚や粘膜における角化の防止，遺伝子の発現調節などに働く。脂溶性であり，肝臓に90％貯蔵されるため過剰症が起こりやすい。急性過剰症では頭痛，吐き気，嘔吐などが生じ，慢性過剰性では成長停止，関節痛，脂肪肝，甲状腺機能低下が起こる。ビタミンAは水に溶けず，やや熱に不安定である。

　②　**食品における存在**　　日本食品標準成分表2020年版（八訂）では，レチノール活性当量およびβ-カロテン当量として次式により計算されている。

レチノール活性当量（μgRAE）＝レチノール（μg）＋1/12 β-カロテン当量（μg）
β-カロテン当量（μg）＝β・カロテン（μg）＋1/2 α-カロテン（μg）
＋1/2β-クリプトキサンチン（μg）

　100g当たり豚レバー13,000μg，鶏レバー14,000μg，ウナギ（かば焼き）1,500μg，モロヘイヤ840μg，ホウレンソウ350μg，ニンジン720μgである。

2）ビタミンD（カルシフェロール）

① **構造と性質**　ビタミンDは現在D_2〜D_7の６種類が知られ，そのうち自然界に存在し，生物活性が高いのはD_2（エルゴカルシフェロール）とD_3（コレカルシフェロール）である。有機溶媒によく溶け，酸，アルカリ熱に比較的安定である。空気酸化されやすく，光にも不安定である。欠乏症は小児のくる病，成人の骨軟化症等がある。ビタミンDは，プロビタミンD_2（エルゴステロール），プロビタミンD_3（7-デヒドロコレステロール）の紫外線照射によって合成される。ヒトは体内でコレステロールから7-デヒドロコレステロールの生合成ができ，これが皮膚表面で紫外線によってコレカルシフェロールに変換される。活性型ビタミンDは，カルシウムやリン酸の代謝に関係している。

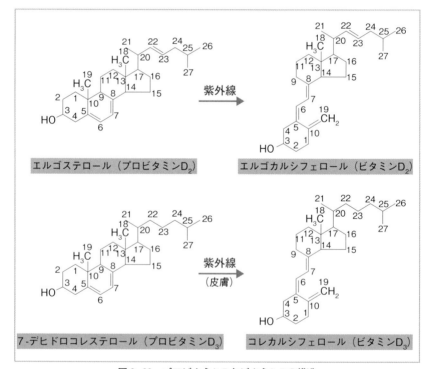

図2-32　プロビタミンDとビタミンDの構造

② **食品における存在**　ビタミンDを多く含む食品は，100g当たりアラゲキクラゲ（乾）130.0mg，乾シイタケ17.0mg，クロカジキ38.0mg，カワハギ43.0mg，イクラ44.0mg等である。

3）ビタミンE（トコフェロール）

① **構造と性質**　ビタミンEにはα-，β-，γ-，σ-トコフェロールの4種類があり，ビタミンE活性が強いのはα-トコフェロールである。脂質の過酸化防止，細胞膜および生体膜の機能維持に関与している。体内で活性酸素を消去する抗酸化作用がある。欠乏すると神経機能低下，筋無力症，不妊等が起こる。過剰症の毒性は極めて低く，摂りすぎによる害の報告はない。ビタミンEはアルカリ，紫外線により分解するが，熱，酸に強いので油脂と一緒にとると吸収が高まり，調理損失が少ない。

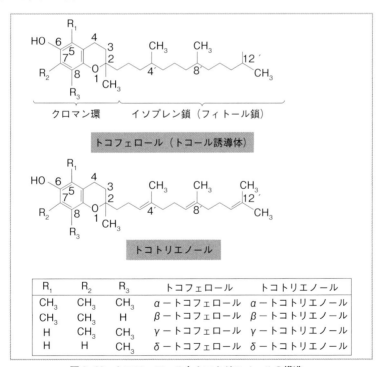

図2-33　トコフェロールとトコトリエノールの構造

② **食品における存在**　α-トコフェロールは100g当たりアーモンド（炒り）29.0mg，小麦胚芽28.0mg，ラッカセイ（炒り）11.0mg，モロヘイヤ6.5mgである。

４）ビタミンK

① **構造と性質**　ビタミンKは，動物の出血を予防する因子として発見された。天然には植物由来のK₁（フィロキノン）と微生物由来のK₂（メナキノン）の２種類があるが，両者の生理活性は同等である。血液凝固に関与し，骨形成を促進する働きがある。欠乏すると血液凝固因子であるプロトロンビンが減少し，血液凝固が遅くなり出血しやすくなる。新生児では頭蓋内出血や消化管出血の原因となる。急性の過剰症では，貧血や血圧低下が起こる。ビタミンKは熱，空気酸化，希酸には安定であるが，光，アルカリに弱い。腸内細菌によっても合成されるが，新生児期には腸内細菌が少ないので，ビタミンKが必要になる。骨形成において，ビタミンK₂はカルシウムの吸収を促進し，骨粗鬆症の予防効果もある。

② **食品における存在**　食品中に多いのは100g当たり糸引き納豆600μg，モロヘイヤ640μg，シュンギク250μg，コマツナ210μgである。

（3）ビタミンの変化

食品の加工操作において，ビタミンの減少，増加が起こる。コメの精米においてビタミンB_1，B_2が減少し，果物は剥皮により表面のビタミンCが減少する。ビタミンCは，各調理条件下で，温度が高いほど，時間が長いほど，減少し，また浸漬水に含まれる塩素が多いほど，ゆで水の量が多いほど減少する。損失率は，煮る＞ゆでる＞炒めるの傾向がある。

大豆から納豆を作ると，ビタミンB_2，B_{12}，メナキノン，Eが増加し，野菜のぬか漬けではビタミンB_1，C が増加する。

アスコルビン酸およびその酸化によって生成するデヒドロアスコルビン酸は，さらに分解して各種のカルボニル化合物を生成し，アミノカルボニル反応の反応物質となるため，食品の非酵素的褐変反応に関与する。

6. 無　機　質

（1）無機質の種類と所在

　無機質（ミネラル）は，人体に存在する元素のうち，酸素，炭素，水素，窒素を除いた元素の総称である。人体に含まれる無機質は，カルシウム，リン，カリウム，イオウ，塩素，ナトリウム，マグネシウムで99％以上になる。人体内の無機質は体重の約4％であり，人体で合成できないので，食物から摂取しなければならない。

1）カルシウム（Ca）

　カルシウムは人体に最も多く存在する無機質である。成人の体重の1〜2％の量があり，その約99％が骨や歯に存在し，骨吸収と骨代謝に関与する。また，残り約1％が血液や筋肉，神経に含まれ，血液凝固や筋肉の収縮や神経の働きに関与する。

　カルシウムが多く含まれる食品は乳・乳製品，小魚類であり，吸収率では，乳や乳製品が約40％，小魚類約30％である。カゼインの分解物であるCPP（カゼインホスホペプチド）は乳糖とともにカルシウムの吸収を高める。

　カルシウムイオンCa^{2+}は，メトキシ基7％未満の低メトキシペクチンと架橋しゲル化する。低糖度のジャムやゼリーの製造に用いられる。コンブ等の褐藻類に含まれる多糖類のアルギン酸は，ナトリウム塩にすると水に溶けて粘稠な溶液になる。そのアルギン酸NaにCa^{2+}を添加すると，架橋しゲル化する。イクラのコピー食品の製造に利用される。豆腐を作る際に使われる凝固剤に硫酸カルシウム（$CaSO_4$）があり，これは加熱変性した大豆たんぱく質が2価の陽イオンCa^{2+}，Mg^{2+}の存在によりゲル化することを利用したものである。

2）マグネシウム（Mg）

　成人の体内に20〜25g含まれ，50〜60％は骨に分布し，骨を形成している。約20％は筋肉に含まれ，残りは肝臓や血液等でたんぱく質と結合している。ま

た，体内で300種類以上の酵素反応に関与する。ミネラルバランスでは，カルシウム2に対しマグネシウムが1未満のバランスでは好ましくないとされる。

豆腐作りに使われる天然のにがりの主成分は，塩化マグネシウム$MgCl_2$であり，海水を煮詰め，遠心分離して塩とにがりに分けられたものである。外国産の硬度の高いミネラルウォーターは，カルシウムとマグネシウムが多く含まれ，マグネシウムは苦みを呈するとともに緩下作用がある。

マグネシウムは野菜に多く含まれ，大豆や豆腐，納豆などの大豆食品，玄米，アーモンド，ゴマなどに多く含まれる。

3）リン（P)

リンはカルシウムに次いで人体に多く存在する無機質であり，成人の体重の約1％を占める。そのうち約85％は，リン酸カルシウムとして，骨や歯の構成成分となり，残りはリン脂質，DNAやRNAの核酸の成分となる。食品添加物にリン酸塩の重合体であるポリリン酸がある。肉製品の保水性，結着性等を増強するために使われるなど加工食品には多く含まれるため，過剰摂取には注意する必要がある。過剰摂取では腎機能の低下が起こる。肉類，魚介類，乳製品，豆製品等いろいろな食品に含まれる。

4）カリウム（K)

カリウムとナトリウムはともに体液の構成成分である。細胞内液のカリウムは細胞外液のナトリウムと相互に作用しながら，浸透圧の調節や水分の保持，神経伝達，筋収縮，ホルモンの分泌等に関与している。

野菜類，果実類，海藻類，豆類，イモ類の植物性食品に多く含まれる。

中華めんは，特有の風味，こし，ちぢれ，小麦中のフラボノイドによる淡黄色を発色させるため添加物「かん水」を使う。かん水の原材料は，炭酸ナトリウム（Na_2CO_3)，炭酸カリウム（K_2CO_3)，リン酸二ナトリウム（$Na_2HPO_4 \cdot 12H_2O$)である。

5）ナトリウム（Na)

体内にナトリウム塩として，体重の約0.15％存在しており，1/3は骨に，残りは大部分細胞外の水分に含まれる。通常，塩化ナトリウム（食塩）として

摂取している。食塩は，摂取したほぼ全量がナトリウムと塩素として吸収され，長い期間塩分を摂りすぎているとむくみや血圧上昇を起こし，生活習慣病を招く。ナトリウムは，食塩そのままで摂るほか，味噌，醤油の調味料，梅干し，漬物，めん類などに多く含まれる。日本食品標準成分表では，食塩量は実測値のNa量（mg）に2.54を乗じて食塩相当量として示している。

6）鉄（Fe）

成人の体内には，約4.2gの鉄が含まれ，その鉄の65%は赤血球のヘモグロビンと結合し，肺から取り込んだ酸素を全身に運搬している。3〜5%の鉄が筋肉のミオグロビンと結合し，酸素の運搬と貯蔵を行っている。0.3%が鉄含有酵素に結合して代謝反応に関与する。動物性食品に含まれる鉄は，たんぱく質と結合したヘム鉄で，植物性食品に含まれる非ヘム鉄より吸収がよい。ナスの皮の色素アントシアニン類のナスニンは，Fe金属と錯塩を作ると，安定した紫色になる。

豚レバー，鶏レバー，アサリ，コマツナ，ホウレンソウに多く含まれる。

7）亜鉛（Zn）

成人の体内に約2.3gある亜鉛は，その95%以上は細胞内に存在し，約100種類の酵素の補酵素として働いている。DNA，RNA，たんぱく質，インスリン等の合成に関与する。また，活性酸素の消去に働くスーパーオキシドジスムターゼ（SOD）の補酵素として細胞内の抗酸化作用に関与する。欠乏すると味覚症状，食欲不振，成長障害等が起きる。

カキなど魚介類や肉類に豊富に含まれる。加工食品には亜鉛の吸収を妨げるリン酸塩等の添加物が含まれていることが多い。

8）銅（Cu）

銅は，体内に約80mg存在し，ほとんどがたんぱく質と結合した形で多くの臓器や骨，筋肉などに貯蔵され，酵素の成分として働く。銅は，赤球中のヘモグロビンが作られるときに必要な酵素の成分である。また，活性酸素を消去する酵素の補酵素として働き，過酸化脂質の増加を防ぐ。

動物性食品では，レバーやタコ，エビなどに多く，植物性食品では，ソラマ

メや大豆に多く含まれる。

9）マンガン（Mn）

成人の体内に12〜20mg程度含まれる。肝臓，膵臓等に存在し，骨の形成や細胞膜の酸化防止に働く。植物性食品全般に含まれ，動物性食品には少ない。

10）ヨウ素（I）

体内に12〜20mgほど存在し，そのほとんどが甲状腺にあり，甲状腺ホルモンの成分となる。甲状腺ホルモンは，エネルギー産生を活発にし，骨形成やたんぱく質の合成を増加させ，交感神経の働きを活発にする。

ワカメ，ヒジキ等の海藻類や魚介類に多く含まれる。

11）セレン（Se)

体内に10mgほど含まれ，免疫機能を高めている。抗酸化作用があるグルタチオンペルオキシダーゼの構成成分として過酸化物を消去する働きをする。魚介類や肉，豆等に広く含まれる。

12）クロム（Cr）

体内に約2mgしかないが，糖質や脂質に関与する重要な無機質である。クロムはインスリンの働きを助け，糖質の代謝を活発にする。

多くの食品に含まれるが，魚介類，海藻類，肉類に多い。

13）モリブデン（Mo）

体内には約9mg含まれ，尿酸の合成に関与する。体内の老廃物であるプリン体が尿酸に分解するのを助け，体外に排泄する。

納豆，豆腐，がんもどきなど大豆加工食品，種実類に多く含まれる。

（2）無機質と食品の加工・品質

1）塩類による凝固

豆腐の場合，豆乳中の大豆たんぱく質のグルタミン酸，アスパラギン酸残基の負に荷電した基に，Ca^{2+} や Mg^{2+} の2価の陽イオンがたんぱく質分子間で結合し，たんぱく質分子間で疎水性相互作用，S–S結合が生じ，豆乳全体が固まることを利用している。

2）無機質と食品加工

ゼリーの場合，エステル化度の低いペクチンやアルギン酸にCa^{2+}を加え，2価の陽イオンによる高分子鎖間の架橋を利用して，ゲル化している。

中華めんでは，製造時にかん水（炭酸ナトリウム，炭酸カリウム等の混合液等）を加えると，グルテンの弾性が増加し，ドウの伸展性が増す。また強いアルカリ性によりたんぱく質が変性し，めんに縮れが現れ，小麦粉中のフラボノイドが淡黄色になる。

3）無機質と食品の品質

乾物の豆類は，一般的にはまず吸水させてから加熱するが，小豆は種皮全体から吸水できず，珠孔部の小さい穴から徐々に吸水するため，吸水に時間がかかる。そのため，豆の吸水や加熱による軟化を促進するために，重曹を加えてアルカリの軟化効果を利用することがある。

赤飯の色付けに，重曹を入れて小豆を煮た汁を使うと，青みがかった紫色に変化してしまう。

生肉を加熱した場合，ミオグロビンのヘム鉄である2価鉄が3価鉄（メトミオクロモーゲン）になり，鮮赤色から灰色になる。

ハム・ソーセージなどの食肉加工製品は，発色剤として亜硝酸塩や硝酸塩が用いられ，ミオグロビンは桃色のニトロソミオグロビンとなり安定する。これを加熱すると，たんぱく質が変性し，さらに安定な桃色のニトロソミオクロモーゲンになる。

ナスのぬか漬けの場合，なす皮のアントシアニン色素のナスニンは，鉄，アルミニウムなどの金属と結合すると色調が変化し，安定する。ぬかに鉄釘を入れておくと，なす皮は鮮青色になる。色の安定化のためにミョウバン（アルミニウム塩）を加える。

キュウリなど緑黄色野菜を酢につけた（ピクルス）場合，クロロフィルのマグネシウムが水素と置き換わりフェオフィチンになるため，緑色が緑褐色になる。

白桃缶詰では，桃の実が赤紫色に変色していることがあるが，これは缶材料

が鋼板にスズメッキしたブリキ缶では，スズと桃のアントシアニン色素が反応したことによる。果物缶詰の缶内側面のまだら模様は，缶内面から微量のスズが溶け出しているために起こる。フルーツ缶詰や一部の農産缶詰には，国際的に内面塗装をしないブリキ缶（スチールにスズメッキをしたもの）が使用されている。これは缶詰を貯蔵している間に，缶内面のスズが果実や野菜に含まれている微量の酸素を吸収し，内容物の色や香り等の品質が変化するのを防ぐことができるためである。なお，スズの安全性については多くの研究が行われており，スズの溶出濃度基準に関しては食品衛生法で規定されているが，賞味期限内の正常な缶詰であればこの基準を超えることはなく，安全性の点について問題はない。

文 献

1）R. S. Shallen be ger, Pure Appl. Chem. 50, 1409-1420(1978)

3

食品酵素の分類と性質

★ 概要とねらい

　プレバイオティクス効果など各種の生理機能を有することから注目されているオリゴ糖製造では酵素が使用されているし，砂糖消費の1/3程度が，デンプンから酵素を使用して製造する異性化糖に置き換わっているように，私たちの気がつかないうちに，酵素が利活用されている。また，各種の食材にも酵素が含まれており，調理の過程で，食材に含まれる酵素の作用を抑制したり，賦活したりする必要がある。

　酵素はたんぱく質であり，その本質を理解することにより，調理過程における酵素活性の利用・抑制に対して適切な対処方法をとることができるほか，酵素を利活用して製造されている素材への正しい理解へとつながる。

　本章の「1．酵素の分類・性質」では，酵素の性質，系統的分類と所在による分類，食品産業で利用される酵素の分類など，酵素の基礎的知識について解説した。続いて，「2．食品酵素と品質」では，酵素的褐変・変色，ビタミンの分解，食品素材に含まれる酵素による変化など，調理過程等で生ずる酵素と食品品質について解説した。最後の「3．食品加工と酵素」では，異性化糖製造，オリゴ糖類の製造，紅茶製造，発酵食品における酵素，食品加工で活用されている酵素，酵素と食品表示など，食品企業等で利用されている酵素について解説した。

1．酵素の分類・性質

（1）酵素の性質
1）酵素はたんぱく質

　反応特異性が高く，温和な条件で作用する**酵素**は生体触媒ともよばれており，その本体はたんぱく質である。天然に存在する酵素は，20種類のアミノ酸が100～1,000個ほど数珠玉のように長くつながっている。このアミノ酸の種類とつながる順序はDNAの塩基配列情報によって決められており，酵素たんぱく質ごとに異なる固有な構造である。このアミノ酸配列を**一次構造**という。

　アミノ酸が直鎖状につながった状態のものが，近隣のアミノ酸残基の影響を受け，コイル状に巻かれたり，プリーツ状に折れ曲がったりする構造をとるが，これを**二次構造**とよぶ。二次構造が形成されはじめると，一次構造では離れているアミノ酸残基が接近し，それらのアミノ酸残基の間で新たな相互作用を生じ，二次構造が追加形成される。これらの二次構造が蓄積されることにより，たんぱく質分子全体として球状の構造となるが，これを**三次構造**とよぶ。

　さらに，三次構造を形成したたんぱく質分子同士が数分子集合した状態のものを**四次構造**とよび，構成するたんぱく質分子をサブユニットとよぶ。四次構造を形成することにより，各サブユニットの構造変化に加えて，サブユニット間の相互作用変化によって酵素活性が制御される。すなわち，酵素活性を賦活したり阻害したりする成分が酵素に結合することによって酵素活性を複雑に調節（アロステリックな活性調節）することが可能となる。

　直鎖状のアミノ酸が折りたたまれ立体構造を形成する過程をフォールディングという。DNAの塩基配列情報に基づく一次構造，たんぱく質のX線結晶構造解析による三次構造，四次構造の解析は進展しているが，フォールディング過程の解明は大きく遅れている。

　また，酵素にはたんぱく質だけでなく，活性発現に低分子量の物質を必要とするものがある。このような低分子量の物質を補助因子という。補助因子とし

てはキノン類や一部のビタミン類等の有機物である補酵素や金属イオンがある。活性発現に補助因子を必要とする酵素では，補助因子と結合した酵素をホロ酵素といい，補助因子が結合していないたんぱく質部分をアポ酵素という。

2）基質特異性と最適反応条件

酵素は特定の反応だけを触媒する選択性（**反応特異性**），特定の物質だけに作用する選択性（**基質特異性**）など，極めて優れた触媒特性をもっている。酵素が作用する物質を基質という。酵素は基質のごくわずかな構造の違いを見分けている。これは，酵素分子を構成するペプチドが3次元の構造を形成しており，その構造にぴったりあてはまる基質だけに作用するからである。これは，鍵（基質）と鍵穴（酵素）にたとえられる。また，酵素は基質と結合するとその構造が変化することから，誘導適合という考え方が提唱されている。

温度上昇とともに酵素反応の反応速度は増加するが，一定の温度以上では，たんぱく質が変性し酵素としての活性を失うため，酵素が働く際には見かけの最適温度が存在する。また，酵素反応の触媒作用はアミノ酸残基であることから，pHが変わるとアミノ酸残基の解離状態が変わり活性型でなくなるため，酵素反応には最適pHが存在する。

3）活性化エネルギーと酵素反応速度

酵素反応は生体と同じ温和な環境で起こり，生物を構成する物質の合成，分解，エネルギー生産等をつかさどり，生命活動の根源となっている。酵素の触媒作用は，酵素の表面に反応物質である基質を吸着して接触しやすくするだけでなく，反応物質を活性化することで，その活性化エネルギーを低くし，反応を起こしやすくする性質がある。活性化を起こす要因は，結合部のゆがみ，変形などが考えられている。活性化エネルギーを下げることにより，反応速度は数百万〜数億倍と，飛躍的に上昇する。酵素は，化学触媒よりも効率がよい場合が多い。

酵素反応では酵素（E）と基質（S）が結合し，複合体（ES）が

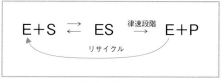

図3-1　酵素反応

生成する。次に，この複合体（ES）から酵素（E）と反応物（P）とに分離する。分離した酵素（E）は，再び基質（S）と結合し，複合体（ES）を生成する。

　複合体生成は非常に早い反応であるが，複合体から反応物の分離のほうが遅い反応であり，律速段階となっている。

4）酵素反応の阻害と酵素失活

　酵素反応において，さまざまな物質が酵素反応を妨害することが知られており，こうした物質を**阻害剤**という。アンジオテンシン変換酵素の活性を阻害するため，血圧上昇を抑制するペプチドのように，酵素の阻害剤は，特定保健用食品の関与成分として利用されているほか，医薬品などとして活用されている。

　また，大豆に含まれるトリプシンインヒビター（たんぱく質分解酵素の一種であるトリプシンの作用を阻害する成分）のように，食品には，もとから酵素阻害成分を含むものもある。食品に含まれる酵素の阻害成分は含量が少なかったり，加熱や水さらし等の調理加工段階で阻害作用が失われる場合もあり，食物の消化吸収過程で酵素阻害成分が大きな問題となることはほとんどない。

　熱やpHによってたんぱく質が変性すると立体構造が破壊されるため，酵素は活性を失うが，これを**失活**という。一般に，加熱処理により酵素活性を失活させる方法が行われている。微生物由来の酵素では100℃でも失活しない酵素もあるが，食材である植物由来の酵素は60℃前後の加熱により失活するものが多い。冷凍の前処理であるブランチングは，食材に含まれる各種の内在酵素を失活させることが目的の一つである。

（2）系統的分類と所在による分類

　国際生化学・分子生物学連合の酵素委員会により，酵素は反応特異性と基質特異性に基づいて系統的に分類されており，末尾にase（アーゼ）をつけて命名されている。表3-1に示すようにEC1（酸化還元酵素）からEC7（輸送酵素）までの7種類に大きく分類されている。さらに細かく，反応形式に従ってECに続く4組の数字で分類している。

　例えば，デンプンを分解するアミラーゼの場合には，反応様式に基づいて，

表3-1　酵素の分類（国際生化学・分子生物学連合による分類法）

EC番号	酵素の分類	触媒反応
EC 1	酸化還元酵素 （オキシドレダクターゼ）	酸化還元反応を触媒
EC 2	転位酵素 （トランスフェラーゼ）	原子団（官能基など）をある分子から別の分子へ転移する
EC 3	加水分解酵素 （ヒドロラーゼ）	加水分解反応を触媒
EC 4	脱離酵素 （リアーゼ）	脱離反応により二重結合を生成したり，付加反応により二重結合部位に置換基を導入する反応を触媒
EC 5	異性化酵素 （イソメラーゼ）	分子の異性体を作る
EC 6	合成酵素 （リガーゼ）	ATPの加水分解エネルギーを利用して，2つの分子を結合させる
EC 7	輸送酵素 （トランスロカーゼ）	膜を通過するイオンや分子の移動を触媒

結合を不規則な部分で加水分解するα-アミラーゼはEC 3.2.1.1，結合を端から2番目で加水分解するβ-アミラーゼはEC 3.2.1.2，結合を端から1番目で加水分解するグルコアミラーゼはEC 3.2.1.3という分類番号となる。EC 3 が加水分解酵素を示し，そのうちの糖を加水分解する酵素はEC 3.2に分類され，さらに，配糖体結合の加水分解酵素または糖加水分解酵素はEC 3.2.1.に分類される。最後の4番目の数字で，さらに細かく分類している。温度特性やpH特性あるいは起源が異なるα-アミラーゼであっても，その反応様式が同じであれば同じEC 3.2.1.1に分類される。

　また，酵素は生体内の反応をつかさどっており，酵素の所在によって大きく分類することもある。細胞膜や細胞小器官などの生体膜に結合している膜酵素と，細胞質や細胞外に存在する可溶型酵素である。膜酵素は可溶性ではない。可溶型酵素のうちでも，細胞外に分泌される酵素を分泌型酵素とよぶ。

（3）食品産業で利用される酵素の分類

　酵素の起源となる動物，植物，微生物の種類は無尽蔵であるが，酵素の種類

の数はきわめて限定される。現
在までに研究分野で見出されて
いる酵素は3,000種類ほどであ
り，今後，大幅に増加する兆し
はない。さらに，この3,000種
類のうち，産業用に使用されて
いる酵素となると，デンプン分
解酵素やたんぱく質分解酵素な
ど，わずか40種類程度である。

　デンプンをランダムに分解す
るα-アミラーゼは，表3-1の
分類では一種類として数えてい
るが，わが国の酵素メーカーが
製品として市販しているα-ア
ミラーゼは，40銘柄ほどにのぼ

表3-2　わが国で販売されている酵素剤の種類
　　　　とアイテム数

販売されている酵素剤の種類	アイテム数
1.糖質に関連する酵素	
デンプン関連酵素	81
グルコースイソメラーゼ	3
セルラーゼなど	47
ヘミセルロース類に関連する酵素	40
その他	10
2.たんぱく質，アミノ酸に関連する酵素	
プロテアーゼ	100
ペプチダーゼ	6
その他	11
3.脂質に関連する酵素	
リパーゼ	38
エステラーゼ	6
4.その他	
酸化酵素	26
その他	3
総合計	371

る。これは，同じα-アミラーゼでも，①酵素を生産する微生物が異なってお
り，酵素の性質が多少異なる，②酵素を生産する微生物の名前が同じであって
も，酵素を販売している会社ごとに使用している菌株は異なっており，全く同
一の酵素ではない，③市販酵素は，完全に精製されているものはきわめて少な
く，さまざまな酵素が共存しており，共存酵素のバランスが異なるため性質が
微妙に異なる等の理由により40銘柄ものα-アミラーゼが市販され，それぞれ
利用されているのである。このように，酵素の種類としては40種類ほどである
が，産業用として市販されている酵素の銘柄となると，表3-2に示すように，
370銘柄あまりとなる。この表からわかるように，市販酵素の大半は，加水分
解酵素である（表3-3）。また，このうち，デンプン関連の分解酵素（アミラ
ーゼ）や，たんぱく質分解酵素（プロテアーゼ，ペプチダーゼ）が多く，次いで
多いのは，セルロース，キシラン，ペクチン等の植物細胞壁関連成分を分解す
る酵素（セルラーゼ，キシラナーゼ，ペクチナーゼ）や脂質を分解するリパーゼ

表3-3 主な加水分解酵素

酵素名	反　応	備　考
α-アミラーゼ	デンプンのα-1.4結合を無差別に加水分解 →デキストリン，麦芽糖を生成	唾液，膵液，麦芽，麹カビ等に含まれる デンプンの糖化に利用
β-アミラーゼ	デンプンを非還元性末端よりマルトース単位で加水分解 →デキストリン，麦芽糖を生成	大豆，小麦，麦芽，サツマイモ等に含まれる 麦芽糖の製造に利用
グルコアミラーゼ （γ-アミラーゼ）	デンプンのα-1.4結合とα-1.6結合を加水分解 →ブドウ糖を生成	カビ（*Asp. niger* 等）に含まれる ブドウ糖の製造に利用
セルラーゼ	セルロースのβ-1.4結合を加水分解 →セロビオースを生成	カビ，キノコに含まれる 植物細胞壁の消化，セルロースの糖化に利用
インベルターゼ	ショ糖→ブドウ糖＋果糖	カビ，酵母等に含まれる 転化糖の製造に利用
ラクターゼ	乳糖→ブドウ糖＋ガラクトース	カビ，酵母，細菌，小腸の消化液等に含まれる 無乳糖牛乳の製造に利用
ナリンギナーゼ	ナリンギン→プルニン＋ラムノース	カビに含まれる 夏ミカン果汁の苦味除去
ヘスペリジナーゼ	ヘスペリジン→ヘスペレチン ＋グルコース，ラムノース	カビに含まれる 温州ミカン缶詰の白濁防止
ミロシナーゼ	からし油配糖体→からし油	アブラナ科植物の種子，茎，葉 からしの辛味発現
ペプシン	たんぱく質のポリペプチド鎖の加水分解 →プロテオース，ペプトンを生成	胃液に含まれる
キモシン	凝乳酵素，κ-カゼインのN末端より105番目のフェニルアラニンと106番目のメチオニン間のペプチド結合を切断→パラ-κ-カゼイン＋マクロペプチド	仔牛の第4胃から得られる チーズの製造
カテプシン	たんぱく質，ペプチドの加水分解 →プロテオース，ペプトンを生成	肝臓，膵臓等に含まれる 肉の熟成
パパイン	たんぱく質のポリペプチド鎖の加水分解 →アミノ酸	パパイヤの果実に含まれる
フィシン	〃	イチジク乳汁に含まれる
ブロメライン	〃	パインアップルに含まれる
アクチニジン	〃	キウイフルーツに含まれる
リパーゼ	トリグリセリド＋H_2O ⇄グリセリン＋脂肪酸	動物の膵臓，植物種子 麹カビに含まれる 消化剤（パンクレアチン） 脂肪酸の製造，チーズ香，バター香の製造
ATPアーゼ	$ATP＋H_2O$ ⇄$ADP＋無機リン酸＋エネルギー$	筋肉に含まれる
AMPデアミナーゼ	$AMP＋H_2O$ ⇄$5'IMP＋NH_3$	筋肉に含まれる イノシン酸の製造

（パパイン，フィシン，ブロメラインの備考欄に：ビールの混濁防止，食肉の軟化）

などである。

　生体内では，こうした分解酵素以外に，合成酵素が作用しているが，合成酵素はエネルギーを供給する系を必要とすることなど，さまざまなネックがあることから，産業界では，合成酵素はほとんど利用されていない。

　食品で利用される酵素の供給源は，植物，動物，微生物である。とりわけ微生物は効率性・経済性に優れ，微生物を発酵生産し，そこから酵素を抽出する方法が現在では主体である。酵素生産に利用される微生物は，ビール，酒，チーズ，醬油，ヨーグルトなど人類が古くから発酵食品製造に利用してきた微生物や，安全性が確認された微生物である。伝統的な変異技術や新しい遺伝子組換え技術により，これらの微生物を改良したものが酵素生産に使われている。

2．食品酵素と品質

（1）酵素的褐変・変色

1）酵素的褐変の反応機構

　食品の色が変化する**褐変**には，酵素が関与する酵素的褐変と酵素が関与しない非酵素的褐変がある。食品を加熱すると茶色く着色するのは**非酵素的褐変**であり，アミノカルボニル反応，カラメル化としてその詳細が解明されている。

　野菜や果物を切ったり，つぶしたりしたときに徐々に褐色に変色する。これは食品中に含まれるポリフェノールオキシダーゼやフェノールオキシダーゼという酵素の作用により，食品中のタンニン，フラボノイド，アントシアンなどのポリフェノール成分が酸化され，酸化物が重合し着色物質が生成するためであり，**酵素的褐変**という。酵素的褐変には，リンゴのように時間単位で進行する即時型と，レタスのように日の単位で進行する遅延型とがある。即時型は，基質と酵素が十分存在するが，遅延型では反応物質が作られてから反応するため着色反応がゆっくりと進行する。レタスの場合には，カットすることによる傷害誘導反応によりフェニルアラニンからポリフェノールが合成され，それが酵素重合し着色することから，遅延型となる。

酵素以外に，基質として存在するカテキン類，クロロゲン酸類，チロシンも重要である。リンゴの主要なポリフェノールはクロロゲン酸で，20mg/100g程度存在している。ジャガイモではクロロゲン酸の他にチロシンも多く，茶にはカテキン類が多く，褐変に影響している。ナシとリンゴでは，ポリフェノールオキシダーゼ活性は同程度であるが，ナシのほうが基質の量がはるかに少ないため，褐変しにくい。

2）酵素的褐変の防止方法

　カットフルーツやカット野菜の消費が増加していることから，酵素的褐変の防止策が強く求められている。酵素的褐変の防止方法としては，以下のような多くの方法がある。

　ポリフェノールオキシダーゼと基質のポリフェノール類は，細胞内では隔離された状態であり，褐変反応は進行しない。細胞組織を破壊すると，両者が漏れ出し接触することにより褐変反応が進行するので，加工調理の際，すりおろしたり，ミキサーにかけたり，切れ味の悪い刃物でのカットなどは，細胞をつぶしやすいので注意する。ポリフェノールオキシダーゼは局在している場合があり，リンゴでは芯のあたりに多いことから，こうした部分を早めに取り除く。ポリフェノールオキシダーゼは60〜70℃で失活するため，湯通しなどにより加熱処理をする。酢やクエン酸などの有機酸を添加するとpHが下がり，ポリフェノールオキシダーゼの作用が抑制される。塩素イオンにはポリフェノールオキシダーゼの活性中心の銅イオンに配位し反応を阻害する作用があるので，塩水に浸ける。切り刻んだ食材を直ぐに水に浸け，酸化反応の基となる酸素（空気）にふれさせないようにする。低温に保存し，酵素反応の進行を遅延する。還元作用を有するビタミンCや亜硫酸塩を添加する。レタスのような遅延型の酵素的褐変の場合では，ポリフェノールの生合成を阻害する成分の添加や，50℃，90秒間の短時間ヒートショックによる生合成酵素の阻害も有効である。

　なお，この酵素的褐変を積極的に利用しているのが，紅茶やウーロン茶の製造であり，後述する。

（2）ビタミンの分解

1）ビタミンC分解酵素

　ビタミンCは，L-アスコルビン酸（還元型ビタミンC，アスコルビン酸）ともよび，それが酸化されるとL-デヒドロアスコルビン酸（酸化型ビタミンC，デヒドロアスコルビン酸）となる。デヒドロアスコルビン酸は，体内でグルタチオンなどの還元作用のある成分によってアスコルビン酸に還元される。食品中には，アスコルビン酸とデヒドロアスコルビン酸が存在するが，生体内ではデヒドロアスコルビン酸も還元されるため，還元型であるアスコルビン酸と同等の効力を示す。そのため，日本食品標準成分表でのビタミンC含量はアスコルビン酸とデヒドロアスコルビン酸の合計値が記載されている。

　ビタミンCは酸化されやすく，加熱調理や酵素作用による損耗がある。野菜等は，ビタミンCに加え，ビタミンC酸化酵素（アスコルビン酸オキシダーゼ）を含んでいる。この酵素が還元型ビタミンCに作用すると酸化型ビタミンCとなり，さらに酸化されるとジケトグロン酸へと変化し，ビタミン効力を失う。

　このアスコルビン酸オキシダーゼの作用を阻害するには，「細胞から酵素を分離させない」，「酵素を作用させない」という2種類の方法がある。「細胞から酵素を分離させない」という観点からは，細胞内に酵素がとどまっている状態では，アスコルビン酸オキシダーゼが還元型ビタミンCと離れて存在しており，酸化反応は進行しない。具体的には，細胞を壊す操作を避ける。ミキサーにかけたり，すり下ろしたり，切れ味の悪い包丁で切ると細胞がつぶれやすく，細かく切れば大きく切るよりも酵素が抽出されやすい。また，「酵素を作用させない」という観点からは，低温にしたり，酢を加えpHを酸性にしたり，他の野菜と混合後には短時間で食として提供する（酵素反応の時間を短く）。また，加熱処理（酵素失活）も有効である。

　ニンジン，キュウリ，キャベツ，カボチャ，メロン等はビタミンC酸化酵素を多く含む野菜であり，これらの野菜と他の野菜を混ぜ合わせる際には，ビタミンCの酵素酸化による損耗に注意を払うことが必要である。例えば，ニンジンにアスコルビン酸オキシダーゼが含まれ，ダイコンには含まれないことから，

もみじおろしを調理する際には，ニンジンをよく切れるおろし器ですり（細胞を破壊しない），ダイコンおろしと混ぜるのは食べる直前（酵素反応時間を短く）とし，できれば，ポン酢等を加える（pHが酸性となり酵素が作用しにくい）等の工夫により，ビタミンCの酸化を最小限にとどめることができる。

2）ビタミンB$_1$の分解酵素

チアミンはビタミンB$_1$ともよばれる水溶性ビタミンであり，糖質や分岐脂肪酸の代謝に用いられ，欠乏すると脚気や神経炎などの症状を生じる。**チアミナーゼ**（アノイリナーゼ）は，ビタミンB$_1$を分解する酵素であり，ワラビ，ゼンマイ，コイ，フナなどの淡水魚の内臓，ハマグリ等に含まれる。また，加熱によりチアミナーゼは失活する。チアミナーゼを産生する菌を腸内細菌として保有している人も数%存在しているともいわれる。チアミナーゼが問題となる事例は少ないが，チアミナーゼを多く含む食材の長期摂取には注意を要する。

（3）食品素材に含まれる酵素による変化

大豆の青臭みは，大豆子実中に含まれている**リポキシゲナーゼ**（酸化還元酵素）という酵素が不飽和脂肪酸に作用した結果生ずる n-ヘキサナールなどが原因である。一度発生した青臭みは加熱などの加工工程でも除去することが難しいため，最終製品にも青臭みが残る。そこで，品種改良によりリポキシゲナーゼを含まない大豆が育成されている。

米ぬかでは，ぬかに含まれるリパーゼが脂質に作用し，遊離脂肪酸が増加し，不快なぬか臭の発生原因となる。そこで，食品の劣化や悪臭発生の防止に利用できる安全性の高いリパーゼを阻害する成分の探索・活用が行われている。

ワサビをすりおろすと，カラシ油配糖体であるシニグリンが酵素ミロシナーゼにより加水分解され，辛味成分のアリルイソチオシアナートが生成する。ダイコンでも，カラシ油配糖体から類似の酵素反応により辛味成分が生成する。

ニンニクでは，無臭のアリインがニンニクに含まれる酵素アリイナーゼの作用によってアリシンに変化し，独特の臭気の原因となる。一方，生成したアリシンは抗菌作用を有するほか，水溶性ビタミンB$_1$（チアミン）に作用し脂溶性

のアリチアミンが生成する。なお，アリチアミンは，体内でビタミンB$_1$に戻るとともに腸管からの吸収率が向上する。

タマネギでは，硫黄化合物がタマネギに含まれる酵素アリイナーゼによって分解され不安定な前駆体が生成し，この前駆体に催涙成分合成酵素が作用し催涙成分であるプロパンチアール S-オキシドが生成する。

生のサツマイモは，麦芽糖が0.1％しか含まれていないが，加熱した焼きイモでは15.8％，蒸しイモでは12.6％と増加し，甘くなる。これは，サツマイモに含まれるデンプンが，加熱により糊化すると，β-アミラーゼが作用し，麦芽糖が生ずるためである。β-アミラーゼが作用する温度は70℃前後であり，この時間を長くすると，デンプンから麦芽糖への変換量が増加し，甘さが増す。

パパイン（パパイヤ），ブロメライン（パインアップル），フィシン（イチジク），アクチニジン（キウイ），ククミシン（メロン），マイタケプロテアーゼ（マイタケ）等，たんぱく質を加水分解する酵素が果実等には含まれており，肉のたんぱく質に作用しやわらかくするなど，調理の過程で利用されることもある。一方，これらのたんぱく質を加水分解する酵素の作用によりゼラチンや茶碗蒸しが固まらないといったトラブルも生ずる。

果実や野菜ではその構造維持にペクチンが重要な役割を果たし，果実の成熟や加熱調理における組織の軟化は，ペクチン質の可溶化が大きな要因である。ペクチン質を分解する酵素には，加水分解するポリガラクチュロナーゼ（PG），脱離反応で分解するペクチンリアーゼ，脱メチル化作用のペクチンメチルエステラーゼ（PE）が存在し，これらの酵素は組織の軟化と密接に関連している。

グアニル酸はコンブのグルタミン酸，カツオ節のイノシン酸と並ぶ三大うま味成分の１つで，シイタケなどキノコ類に含まれる。リボ核酸分解酵素の作用によってRNAよりグアニル酸が生成される。干しシイタケの水戻しでは，さらにヌクレオチド分解酵素によりグアニル酸がグアノシンに分解され，うま味は減少する。生成酵素は比較的熱に安定で，分解酵素は熱に不安定であることから，干しシイタケは，冷水で５時間ほど戻した後，60～80℃の温度帯の通過を長くして加熱するとうま味成分のグアニル酸が多くなる。

畜肉では，屠殺後に筋肉細胞内のたんぱく質分解酵素（カテプシン）が作用し，やわらかくなり（解硬），風味が増す。一方，魚ではたんぱく質分解酵素の作用による呈味成分の増加よりもプリプリした食感が重視され，こうした分解物が生成しないように低温で，迅速に流通される。

3. 食品加工と酵素

（1）異性化糖製造

　砂糖は，甘味の質が良く，標準的な甘味料として使用されている。砂糖に置き換わる甘味料として**異性化糖**があり，わが国では砂糖消費の約1/3が異性化糖に置き換わっている。異性化糖は，ハチミツのような粘性の液体であるため家庭用としては普及していないが，食品工場では砂糖のような溶解工程が不要なことや，砂糖より安価でありながら味質も劣らないことから多用されている。

　デンプンはブドウ糖から構成されており，アミラーゼ等の酵素で加水分解するとブドウ糖となる。異性化酵素であるグルコースイソメラーゼを用いて，ブドウ糖をさらに果糖に変換すると，甘味度が上昇する。砂糖の甘味度を100とすると，ブドウ糖は65～80であるが，果糖は120～170であり，果糖に変換すると甘味度は2倍程度上昇する。ブドウ糖から果糖への変換は，分子を構成する原子の組成は変わらず，原子の配列が変化して別の分子となることから，異性化という。そこで，異性化により得られた糖質を異性化糖とよぶ。このブドウ糖から果糖への変換は，化学平衡的に5割以上は進行しないが，クロマトグラフィーを利用して果糖を分離・濃縮することにより，果糖割合を5割より多くした果糖ブドウ糖液糖（果糖50～90％）や高果糖液糖（果糖90％以上）が製造され，利用されている。

（2）オリゴ糖類の製造

　デンプンのグリコシド結合に作用する各種の酵素を利用して，有用な性質をもった多様なオリゴ糖類が製造されている。

デンプンにβ-アミラーゼを作用させると，2分子のブドウ糖がα-1,4結合したマルトースが得られる。マルトースは甘味度が砂糖の4割であるため，甘味度の低い砂糖代替甘味料として使用されている他，細胞組織に取り込まれエネルギー源として利用されるが，血糖値の変動がほとんどみられないことから，輸液にも使用されている。和菓子の低甘味化では，単に砂糖を減らしただけでは餡（あん）の物性が異なることから，こうした低甘味度糖質が利用されている。また，3分子のブドウ糖がα-1,4結合したマルトトリオースも製造でき，保湿性が強く，デンプン老化抑制作用があり，和菓子で利用されている。

　デンプンにトランスグルコシダーゼなどを作用させると，イソマルトオリゴ糖が得られる。グルコースを構成糖とし，α-1,6結合（分岐構造）をもつ糖類である。甘味度は砂糖の4割で，有用腸内細菌であるビフィズス菌を増殖するプレバイオティクス作用があり，抗う蝕性があるほか，水分保持能力が高く，デンプンの老化防止効果がある。

　デンプンにサイクロデキストリングルカノトランスフェラーゼを作用させると，ブドウ糖が6個環状に結合したα-サイクロデキストリン（α-CD）が生成する。サイクロデキストリン分子はドーナツ状で，中央の部分は疎水性の空間となる。この疎水性空間に，香り，色素，フレーバー物質等の各種の化合物を取り込む（包接）性質がある。この性質を利用し，各種物質の安定化，香り保持，苦味マスキング，難溶性物質の可溶化等の目的で，α-CDが使用されている。なお，サイクロデキストリンには，環状結合しているブドウ糖の数により，7個が結合したβ-CD，8個が結合したγ-CD等もある。

　砂糖にβ-フルクトフラノシダーゼを作用させると，フルクトースが1〜3分子結合したフルクトオリゴ糖が生成する。フルクトオリゴ糖は，消化されず大腸まで到達してビフィズス菌を増やし，おなかの調子を整えるプレバイオティクス効果がある。さらに，ビフィズス菌が増殖する際に生産する有機酸により，カルシウムやマグネシウムの体内吸収率が向上するという作用もある。

　乳糖分解酵素（β-ガラクトシダーゼ）による転移反応を利用して，乳糖からガラクトオリゴ糖が生産されている。腸内細菌叢改善作用，便通改善，ミネラ

ル吸収促進，難う蝕性などの機能がある。ガラクトオリゴ糖は熱や酸に強く，調理や保存中に変化することが少ないため，さまざまな食品に利用できる。

　上記のオリゴ糖以外に，トレハロース，ゲンチオオリゴ糖，ニゲロオリゴ糖，パラチノース，キシロオリゴ糖，キチン・キトサンオリゴ糖，コージオリゴ糖，リン酸化オリゴ糖カルシウム，ラクチュロース，マンノオリゴ糖，ダイフラクトースアンハイドライドⅢ等の糖類が，微生物や酵素を利用して生産されている。オリゴ糖類は，ビフィズス菌等の腸内善玉菌を増やす**プレバイオティクス**としての効果を有しているものが多い。腸内細菌が腸管の免疫系，神経系，内分泌系の働きに大きな影響を与えていることが次々に解明され，健康維持における腸内細菌叢の果たす役割に高い関心が寄せられていることから，オリゴ糖のプレバイオティクス機能が注目され，さまざまな食品で利活用されている。

（3）紅茶製造

　紅茶の製造は，茶葉の若くてやわらかい部分を摘む「摘採」，それを萎らせる「萎凋」，葉を揉む「揉捻」，塊をほぐす「玉解き・篩い分け」，「酸化発酵」，「乾燥」の工程を経て製造される。

　揉捻工程では，茶葉の組織や細胞を破壊し，酸化酵素を含んだ茶汁を抽出し，空気に触れさせることにより，酸化発酵が進行する。酸化発酵は，20〜25℃で，2〜4時間行われ，無色のカテキンがポリフェノールオキシダーゼにより橙赤色のテアフラビン（カテキンの2量体），さらに酸化されて褐色のテアルビジン（カテキンの重合体で，詳細な構造は不明）へと変化する。この酵素作用で，香りやコクのある味わいが強まり，色の濃い紅茶へと変化することから，この工程は品質に大きく影響する。

　なお，紅茶の酸化発酵は，微生物が作用する発酵ではなく，茶葉に含まれる酵素が作用して進行する。また，類似の酵素反応はウーロン茶の製造でも活用されている。最初の段階で加熱により茶葉を蒸す日本茶では，ポリフェノールオキシダーゼが失活し，こうした反応は生じないため茶の色が緑である。

（4）発酵食品における酵素

1）味噌，醤油

　麹菌（アスペルギルス・オリゼ，*Aspergillus oryzae*）を使用しており，麹菌が生産するデンプン分解酵素，たんぱく質分解酵素，脂質分解酵素が，原料である大豆，小麦等に作用し，糖質，ペプチド，アミノ酸，脂肪酸が遊離する。これらはさらに熟成微生物により代謝され，フレーバー物質が生ずる。その結果，呈味ばかりでなくフレーバーの豊かな製品となる。なお，食塩を加えると麹菌は死滅するが，熟成中は耐塩性の酵母や乳酸菌以外の有害菌が増殖しないように制御されている。

　熟成過程が解明され，麹菌を使わずに酵素だけで醤油を生産する技術も開発されている。

2）納　　豆

　蒸した大豆に細菌の一種である**納豆菌**の胞子を散布し，18時間程度発酵すると納豆となる。この間に，納豆菌が生産するたんぱく質分解酵素が作用し，大豆がやわらかくなるとともにペプチドやアミノ酸が生じ，うま味が増強する。納豆菌が生産する酵素には，血栓溶解酵素のナットウキナーゼがあり，血液をサラサラにしたり，血栓を溶解する作用があるといわれている。

3）チ　ー　ズ

　仔牛の第4胃からの抽出物（レンネット，レンニン，凝乳酵素ともよばれる）に含まれるたんぱく質分解酵素（キモシン）が牛乳中のたんぱく質（カゼイン）のペプチド結合の一箇所だけを加水分解する。これにカルシウムイオンが作用し，牛乳が固まり**カード**が生ずる。**レンネット**は伝統的な仔牛由来の他，酵母や糸状菌が生産する微生物由来があるが，微生物由来は全レンネット使用量の半分近くに達している。微生物由来のものは，微生物レンネットや植物レンネットとも表示される場合がある。

　チーズでは，凝乳後の熟成段階で，カビや乳酸菌等が生産するたんぱく質分解酵素によりたんぱく質からペプチドやアミノ酸が生じて呈味が増加し，これら成分が細菌やカビ等の熟成微生物により代謝され風味物質が生成する。また，

リパーゼが脂質に作用し低級脂肪酸が遊離すると，フレーバーが豊かになる。

（5）食品加工で活用されている酵素

　発酵過程における微生物の作用や，微生物の生産する酵素の作用解明が進展したこともあり，各種の酵素剤が食品産業で使用されている。主な利用分野としては，デンプン加工，たんぱく質加工，油脂加工，日本酒・ビール製造，製パン，酵母エキス製造，果汁清澄，乳糖分解，アロマ成分の増強等である。

1）糖質に作用する酵素

　清酒の製造では麹菌を用いるが，麹菌の各種酵素のバランス調整のため，あるいは麹菌を補強するため酵素を添加すると，清酒の製造工程を安定化できる。デンプンの糖化工程は詳細に解明されており，単にブドウ糖にまで分解するのではなく，分解途中のオリゴ糖や分岐オリゴ糖も重要であることから，酵素添加により，こうしたオリゴ糖生成を制御できる。ビール製造では，糖質（とりわけオリゴ糖）に作用する酵素を使用し，低糖質のビールや口当たりのよいビールを製造している。

　牛乳を飲むとおなかがゆるくなる症状を**乳糖不耐症**といい，その原因物質は牛乳に含まれる**乳糖**（ラクトース）である。ラクターゼを用いてこの乳糖を加水分解しガラクトースとブドウ糖にすれば，こうした症状を緩和できる。

　果実に含まれる水溶性多糖類のペクチンは，果汁を搾汁する際，その粘稠性のためろ過の障害となるばかりか，清澄果汁を商品として出荷した後の混濁の原因となる。このペクチンをペクチン分解酵素（加水分解酵素であるポリガラクツロナーゼ，ペクチンエステラーゼ，ペクチンメチルエステラーゼ，脱離酵素であるペクチンリアーゼ等がある）で分解すれば，こうしたトラブルを防止できる。

　製パンでは，各種の酵素が使用されている。デンプンに作用するアミラーゼを使用すると，パンの容積増加，デンプンの老化遅延が可能である。ヘミセルロースを分解するヘミセルラーゼを添加すると，五炭糖を含むポリマー（ペントサン）が分解されるためグルテンネットワークの形成が促進され，容積が増加するほか，生成した五炭糖（還元糖）のため，皮の焼き色がつきやすくなる。

グルコースオキシダーゼは，パン生地中のグルコースを酸化してグルコノラクトンと過酸化水素を生成し，過酸化水素が酸化剤としての役割を果たし，グルテンのS-S結合の形成に寄与し，生地をしめ，伸展性と弾力性のバランスを改善する。リパーゼは，脂肪を分解し，モノグリセリドやジグリセリドを生成し，これらは乳化作用があるので，乳化剤の添加量を減らすことができる。

　柑橘類は，ナリンギンとよばれるフラボノイド系の苦味成分を含んでいる。ナリンギンにナリンギナーゼ等を作用させると無味のナリンゲニンに変化するので，缶詰やジュースの製造では，この酵素を添加して苦味を調整する。また，柑橘類に含まれるヘスペリジンは溶解性が低く，缶詰シロップに析出すると白濁する。ヘスペリジンにヘスペリジナーゼを作用させヘスペレチンへと分解すると，ヘスペレチンは可溶性で結晶化しにくいので，白濁を防止できる。

2）たんぱく質に作用する酵素

　たんぱく質分解による呈味性向上，エキス収率向上，栄養価改善，物性改良，苦味の低減等を目的に，たんぱく質の**加水分解酵素**（プロテアーゼやペプチダーゼ）が利用されている。たんぱく質分解酵素の由来は，パインアップルやパパイヤなどの植物，糸状菌，細菌などの微生物である。**プロテアーゼ**の種類は，作用するpHにより酸性プロテアーゼ，中性プロテアーゼ，アルカリ性プロテアーゼに大別されるが，これらの酵素は分解様式が異なり，得られる酵素反応生成物も異なる。さらに，たんぱく質を大きく切断しペプチドを生成するプロテアーゼと，ペプチドをアミノ酸にまで分解する**ペプチダーゼ**がある。用途に応じ，多種多様なたんぱく質分解酵素が利用されている。

　転位酵素であるトランスグルタミナーゼは，たんぱく質とたんぱく質をつなぎ合わせる（架橋する）活性があり，魚肉練り製品，挽肉製品，グルテンを含むめんなどの粘り気やコシを強めるために利用されている。

3）脂質に作用する酵素

　リパーゼは，トリグリセリドを加水分解し，脂肪酸とグリセリンを生成する酵素である。乳フレーバーは，主に脂肪酸類が重要な役割を果たしていることから，リパーゼを添加し乳脂肪を分解すると，脂肪酸が生成し，フレーバーが

増強される。チーズ様フレーバーやバター様フレーバーの製造に使用され，これらのフレーバーはマーガリン，焼き菓子，冷菓類で使用されている。

4）各種の酵素

酵母エキスは，アミノ酸，イノシン酸，グアニル酸等を含むうま味調味料として食品企業で広く利用されている。ビール酵母，パン酵母等の酵母を自己消化や添加酵素で分解し，酵母エキスを製造している。たんぱく系のうま味成分を製造するため，たんぱく質をペプチドに分解するプロテアーゼ，ペプチドをアミノ酸に分解するペプチダーゼ，グルタミンを強いうま味を呈するグルタミン酸に変換するグルタミナーゼなどの酵素が使用されている。核酸系のうま味成分を製造するため，核酸を分解するヌクレアーゼ，アデニル酸をさらにうま味の強いイノシン酸に変換するデアミナーゼなどの酵素が使用されている。

食品の香気成分には，糖が結合した配糖体として存在しているものもあり，そのままの状態では揮発しにくい場合が多い。そこで，β-グルコシダーゼを用いて結合している糖を切り離すと，香気成分が遊離し，揮発しやすくなり香りが増強する。

（6）酵素と食品表示

加工助剤，キャリーオーバーなど，最終食品に残存しない食品添加物や，残存してもその量が少ないため最終食品に効果を発揮せず，効果が期待されない食品添加物については，表示が免除される。また触媒作用で食品の品質を改善する目的で使用する酵素は，一括名「酵素」として表示できる。

食品加工では，種々の酵素が利活用されており，酵素は食品添加物である。しかし，酵素は，製造，加工の工程で機能を発揮するだけで，加工終了時には加熱により失活させたり，除去され，最終食品にその大部分は残存していないことから，表示が免除されている。しかし，デンプン系の食品では，やわらかさを維持するために最終食品にアミラーゼなどの酵素を添加することがある。この場合は食品添加物とみなされ，一括名表示として「酵素」，あるいは物質名表示として「アミラーゼ」と表示する必要がある。

4 色・香り・味の分類と性質

★ **概要とねらい**

　食品の一次機能である，生命を維持するための栄養機能だけでは，価値ある食生活とはいいがたい。また，三次機能の生体調節機能だけでも，成り立たない。食品において，二次機能の「おいしさ」がいかに重要であるかが，理解できる。仮に，食品の二次機能である「おいしさ」をなおざりにすると，食事の楽しさも失われてしまう。また，食事における食品としての定着はあり得ない。すなわち，おいしさがなければ，食べ物として長続きはしない。長く食べ続けられることで食べ物として定着し，食文化への発展や伝統を作ることができる。

　食品の二次機能である「おいしさ」には，重要な因子が存在する。化学的には食品の色，香り，味であり，物理的にはテクスチャーである。これらの因子が視覚，味覚，嗅覚，触覚，聴覚に作用することによって，鮮度や品質を見極め安全な食品を確保するとともに，おいしさの判断ができる。

　本章では，食品の二次機能である「おいしさ」の化学的な因子である食品の色，香り，味の分類と性質についてまとめる。

1. 色

（1）色素の分類・構造・分布

　色素には，植物由来と動物由来からなる**天然色素**と化学的に合成された**合成色素**がある。合成色素が安定であるのに対して，天然色素は不安定である。その理由は，天然色素の誕生から理解することができる。天然色素は，主に生命が酸素を利用するためとその障害から防御するために含まれている。自然界では，さまざまな天然色素がバラ

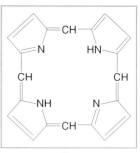

図4-1　ポルフィリン環

ンスよく配置され，助け合っている。そのため，単離することで単独となり，直接的に酸素や光，酵素等の影響を受けることになり，不安定になってしまう。

　食品に含まれる天然色素には，ピロールが4個メチン基（-CH=）を挟んで結合した，環状化合物の総称であるポルフィリン（図4-1）を環として，マグネシウムイオンが配位したクロロフィル色素と，鉄イオンが配位したヘム色素，炭化水素系のカロテンと含酸素系のキサントフィルに分類されるカロテノイド色素，アントシアニンを含むポリフェノール類が中心のフラボノイド色素，そしてその他，化学構造から分類される。

1）クロロフィル色素

　植物は，光合成によって光エネルギーをデンプンの貯蔵エネルギーに変換する。その中心的な役割を果たす**葉緑体**には，たんぱく質と結合した緑色の色素，**クロロフィル**が存在する。クロロフィルの構造は，ポルフィリン環に**フィトール**が結合している（図4-2）。フィトールが結合していることにより脂溶性を示す。また，ポルフィリン環の中央にはマグネシウムイオン原子がキレート結合して存在する。クロロフィルは，青緑色のクロロフィルa，黄緑色のクロロフィルb，そしてcおよびdがある。クロロフィルaとbの構造はよく似ており，aは側鎖がメチル基，bはアルデヒド基に置換されている。緑色野菜や果実，

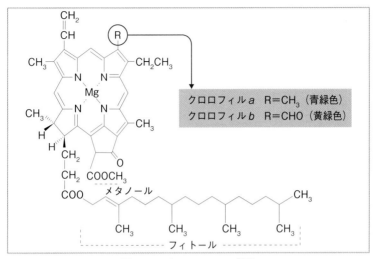

図4-2　クロロフィルの構造

藻類では，クロロフィルaがbよりも多く，2〜3：1で含まれている。ただし，褐藻や珪藻などはbのかわりにcを含んでいる。dは1996年，珊瑚礁域に生息するホヤに共生するシアノバクテリアの1種*Acaryochloris marina*から発見された。光合成色素が吸収できないとされる波長700〜750 nmの近赤外光を吸収する。近赤外光も光合成に利用していることを示している。

　クロロフィルは，弱アルカリで安定であるが，酸に対しては不安定である。酸性にするとマグネシウムイオンが水素イオンと入れ替わり，黄褐色のフェオフィチンになり，そしてフィトールが外れ，**フェオフォルバイド**（褐色）となる（図4-3）。また，クロロフィルはリポたんぱく質と結合していることから，加熱によりたんぱく質が変性するが，ブランチング程度では変色はしない。そのため，ホウレンソウなどの葉物野菜やワカメをゆでるときには，重曹や灰汁を用いることで，pHの低下を防ぐことからきれいな緑色を残すことができる。ただ，加熱することで組織が軟化し，歯触りが悪くなることがある。

　また，クロロフィルは，酵素によっても変色する（図4-3）。植物組織に含まれるクロロフィラーゼによって，クロロフィルはフィトールを脱離し，クロ

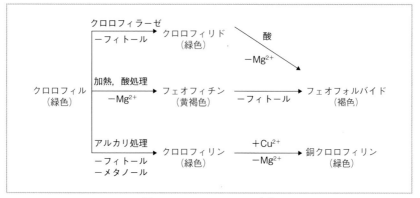

図4-3　クロロフィルの変化

ロフィリド（緑色）になる。このクロロフィリド（緑色）は酸性下でマグネシウムを離脱し，フェオフォルバイド（褐色）を生成する。そこで，冷凍野菜で色を保持するために，冷凍する前にブランチング（酵素失活）を行う。貯蔵中，酵素を失活および制御することで野菜の緑色の劣化を防ぐ。

　クロロフィル（緑色）がフェオフォルバイド（褐色）になると，光増感作用があり，光過敏毒性を示す。厚生省（当時）から「フェオフォルバイド等クロロフィル分解物を含有するクロレラによる衛生上の危害防止について」（昭和56年5月8日付け）が出され，フェオフォルバイド量は，100mg%を超えないことや，フェオフォルバイドの量とクロロフィラーゼ活性の和が160mg%を超えてはならないとされている。「春先のアワビのツノワタ（内臓）を食べさせるとネコの耳が落ちる」という言い伝えは，春先のアワビの内臓にフェオフォルバイドが多いことからで，内臓を食べたネコはうるしにかぶれたようになり，耳がなくなってしまうほど耳をよくかきむしることで知られている。

　また，ゆでる鍋を鉄製や銅製にすることでマグネシウムが鉄や銅に入れ代わり，安定した緑色（銅クロロフィル，鉄クロロフィル）を残すことができる。それを利用したのが，グリンピースの缶詰である。また，クロロフィルは強いアルカリの作用によってフィトールとメタノールを脱離し，鮮緑色で水溶性のクロロフィリン（緑色）を生じる。クロロフィリンのマグネシウムを銅や鉄で置

換したもの（銅クロロフィリンナトリウム，鉄クロロフィリンナトリウム）は水溶性で安定であり，チューインガム等の着色料として利用される。

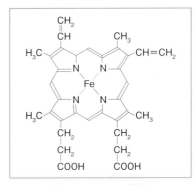

図4-4　ヘムの構造

2）ヘ ム 色 素

ヘム色素は，クロロフィルと同様にポルフィリン環をもち，その中心に鉄（Ⅱ）が配位した構造である（図4-4）。グロビンたんぱく質と結合し，色素たんぱく質として動物の生体に存在している。代表的なものとして，血液の色素に存在する**ヘモグロビン**，食肉や赤身の魚肉などに存在する**ミオグロビン**がある。

　ミオグロビンはポリペプチド鎖にヘム1分子が結合したものであり，ヘモグロビンは4個のサブユニットに構成され，各サブユニットにヘム1分子が結合した四次元構造をしている。ミオグロビンは酸素の貯蔵，ヘモグロビンは酸素や二酸化炭素の輸送の役割がある。

　ミオグロビンの含量は，豚肉（0.1～0.3%）には少なく，牛肉（0.4～1.0%）や馬肉（0.5～1.0%）には多く含まれる。食肉の種類や年齢，部位によって含量が異なることから，肉の色に影響する。

　ヘム色素は，ポルフィリン環の中央の鉄の酸化・還元状態により色の変化が起こる。ヘム色素に酸素（分子状酸素）が結合すると，オキシミオグロビンやオキシヘモグロビンになり，鮮赤色となる（酸素化）。新鮮な生肉のミオグロビンは暗赤色であるが，切断して空気に触れると鮮赤色を示す。また，長時間空気に触れると鉄（Ⅱ）が鉄（Ⅲ）に変わり褐色のメトミオグロビン（褐色）となる（メト化）。マグロの切り身の鮮度が落ちると色が悪くなる理由である。

　肉を加熱した場合，肉の色が灰褐色に変化するのは，空気中の酸素により，ミオグロビンのメト化とたんぱく質の熱変性を受けて，メトミオクロモーゲン（灰褐色）が生成されるためである。ハムやソーセージなどの食肉加工におい

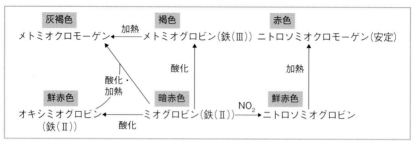

図4-5　ミオグロビンの変化

て，食肉を塩漬けする。そのときに食塩とともに発色剤として亜硝酸塩や硝酸塩を用いる。発色剤は食肉中で還元され，亜硝酸を経て一酸化窒素を生成する。還元剤として，アスコルビン酸を用いる場合もある。この一酸化窒素はミオグロビンと結合して鮮赤色で安定なニトロソミオグロビン（鮮赤色）になる。それを加熱することでグロビンたんぱく質が変性し，赤色のニトロソミオクロモーゲンになり，肉色の固定に利用される（図4-5）。

　ハムやソーセージ等では，稀に緑変する場合がある。これは，肉中に過酸化水素が発生，ヘムの酸化でコールミオグロビン（緑色）ができるためである。

3）カロテノイド色素

　カロテノイド色素は，高等植物や藻類が光合成の時に発生する活性酸素を消去するとともに，光エネルギーの一部を貯蔵し，光合成に利用できる色素である。黄色から赤色を呈し，自然界には約750種類存在する。動物はこの色素を生合成することができないため，エビやカニ，サケ，卵黄などの動物性食品に含まれるカロテノイド色素は，えさ，飼料に由来する（食物連鎖）。

　カロテノイド色素は，**イソプレン**が8個重合した炭素数40の基本構造をもち，分子内に共役二重結合を数多くもつ。このため空気中の酸素やリポキシゲナーゼにより酸化されやすく，光に対して不安定であり，変色や退色することがある。しかし，熱に対しては比較的安定である。脂溶性ではあるが，精製すると溶解しづらい。水溶性のカロテノイドとして，炭素数が20の**クロセチン**があり，また，クロセチンが2分子のゲンチオビオースと縮合し

イソプレン単位

たジエステルで，分子式は $C_{44}H_{64}O_{24}$ のクロシンがある。これらは，クチナシの実，サフランのめしべに含まれる黄色の色素である。

カロテノイド色素は構造上，炭化水素からなる**カロテン類**とヒドロキシ基やカロボニル基等の酸素を含有した**キサントフィル類**に分類することができる。カロテン類とキサントフィル類の構造と分布を表4-1に示す。

① **カロテン類**　カロテン類は，炭素と水素から構成されている。緑黄色野菜や果実に多く含まれている。ニンジンには，α-カロテンとβ-カロテンの

表4-1　カロテノイド類

カロテン類	構　造	分　布
α-カロテン		ニンジン，カボチャ
β-カロテン		ニンジン，緑黄色野菜など
リコペン		トマト，カボチャ，カキ，スイカ
キサントフィル類		
ルテイン		柑橘類，カボチャ，葉物野菜，サツマイモ，卵黄
ゼアキサンチン		トウモロコシ，ホウレンソウ，卵黄
クリプトキサンチン		トウモロコシ，柿，ミカン
カプサンチン		トウガラシ，パプリカ，ピーマン
アスタキサンチン		サケ，カニ，エビ
カンタキサンチン		サケ，マス，キノコ類
クロセチン		クチナシ，サフラン
ビキシン		ベニノキ

両方を含有し，その比率は1：3から1：2である。特異的に限定された野菜や果実に含まれるカロテン類として，トマトやスイカ，カキのリコペンがある。抗酸化作用として活性酸素の中の一重項酸素の消去活性が高い。

　②　**キサントフィル類**　　キサントフィル類は，構造によって示す色が相違する。ヒドロキシ基を1つもつβ-クリプトキサンチンや2つもつルテインは黄色であり，カルボニル基をもつカプサンチンやアスタキサンチンは赤色を示す。β-クリプトキサンチンは，ミカンやトウモロコシ，ルテインはカボチャ，サツマイモや卵黄に含まれる。カプサンチンはトウガラシやピーマンに特異的に含有される。エビやカニは通常暗褐色を示すが，ゆでることで赤くなる。これは，アスタキサンチンと結合しているたんぱく質が変性し，アスタキサンチンが遊離することで赤色を示すからである。さらに加熱するとアスタチンに変化する。その他，ルテインと異性体であるゼアキサンチンはトウモロコシ，ホウレンソウ，そしてクコに多く含まれている。その他，サケやマスに含まれるカンタキサンチン，ワカメなどの褐藻類にはフコキサンチンがある。生の褐藻中のフコキサンチンはたんぱく質と結合して赤色であり，褐色の原因であるが，湯通しによりたんぱく質と離れ橙黄色となり，全体が緑色となる。

　キサントフィル類は，ルテインやカプサンチン等は飼料に混ぜられタイの表面色や卵黄の色の改善に，サフランのめしべやクチナシの実に含まれる水溶性カロテノイド色素であるクロシンは，栗きんとんやたくあんの色に用いられる。

　③　**プロビタミンA**　　カロテノイド色素の中で，β-イオノン核をもつものを**プロビタミンA**とよび，体内でビタミンAに変換される場合がある。カロテノイド色素の中で，プロビタミンAである物質は，β-カロテン，α-カロテン，γ-カロテン，キサントフィル類ではβ-クリプトキサンチンがあげられ，その他自然界に50種類ほど存在する。日本食品標準成分表2020年版（八訂）のビタミンAの項にはレチノール，カロテン（α-カロテン，β-カロテン），β-クリプトキサンチン，β-カロテン当量およびレチノール活性当量が収載されている。緑黄色野菜はカロノイド色素を多く含有する野菜であり，「可食部100g当たりカロテン含量が600μg以上のもの」と定義されている。ただし，このカロテン

含量は，日本食品標準成分表2020年版（八訂）のβ-カロテン当量をさす。

　プロビタミンAの中でβ-カロテンが代表的にあげられるが，β-カロテンは2つのβ-イオノン核をもち，プロビタミンAとして最も効力があるためである。しかし，β-カロテンは小腸で吸収された後レチナールとなり，さらにレチノールに変換される。理論的にはβ-カロテン1分子より2分子のレチノールが生成するが，変換効率が悪く，約1分子しか生成しないとされている。

4）フラボノイド色素（広義にはアントシアニンを含む）

　フラボノイド色素のフラボノイドとは本来は植物色素という意味であり，アミノ酸のフェニルアラニン，チロシンの前駆体としてできたカルコンから派生している。植物の二次代謝体のポリフェノールの一種である。構造は，C_6-C_3-C_6の炭素骨格をもち，カルコン，フラバノン，フラボン，フラバノール，フラボノール，イソフラボンなどの化合物が含まれる（図4-7）。アントシアニン類やカテキン類は，広義ではフラボノイド骨格をもつことからフラボノイドに含まれる。カロテノイド色素と同じく，動物は生合成できない。

　① **フラボノイド類（狭義）**　　フラボノイド類は，ほとんどすべての植物，特に緑葉に多く含まれ，配糖体の形で存在する。主なフラボノイドについて分類と構造，名称，分布を表4-2に示す。フラボン，フラボノールはC_2-C_3間が二重結合であり，淡黄色から黄色のものが多い。希アルカリにより開環して，カルコンになる。フラバノン，フラバノール，イソフラボンは，C_2-C_3間が飽和であり無色である。フラボンにはパセリ，セロリなどに含まれるアピゲニン

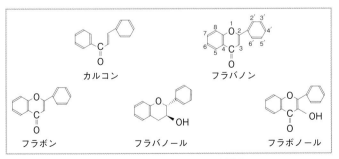

図4-7　フラボノイドの基本構造

表4-2　主なフラボノイド

分類と構造	名　称	分　布
フラボン	アピゲミン	コウリャン
	アピイン	セロリ，パセリ
フラボノール	ケルセチン	タマネギ，カキの葉
	ルチン	そば，トマト，アスパラガス
フラバノン	ヘスペリジン	ミカン
	ナリンギン	夏ミカン，グレープフルーツ
イソフラボン	ダイゼイン　H　H グリシテイン　H　OCH₃ ゲニステイン　OH　H（R₁　R₂）	大豆，くず

があり，フラボノールにはタマネギに多いケルセチンとソバやアスパラガスに含まれるルチンがある。カルコン類は，ミカンの缶詰を製造する際の，砂のうのアルカリはく皮で強い黄色を呈する。また，ベニバナ色素であるサフロールイエローとカーサミンもカルコンである。サフロールイエローは清涼飲料に，カーサミンは口紅として使用されている。フラバノンには，ミカンやグレープフルーツにある苦味成分のナリンギンがある。ナリンギナーゼを用いると，ナリンギンはプルニンとなり，さらにナリンゲニンに加水分解される。両方とも苦味はないので，夏ミカン果汁の苦味除去に利用される。また，ナリンギンを加水分解後，接触還元して得られるジヒドロカルコンはショ糖の100〜1,000倍の甘味がある。ヘスペリジンは，結晶化しやすいため，ミカン缶詰の白濁原因になる。ヘスペリジナーゼを働かせることでヘスペレチンになり，白濁を防止できる。フラボノールの代表としてルチンをあげる。以前は，ビタミンPと呼ばれた。現在は，毛細血管を強化する作用や高血圧予防の効果がいわれている。

イソフラボンは，大豆に代表されるようにダイゼイン，グリシテイン，ゲニステインの3種類のアグリコンとそれぞれのグルコシド配糖体，マロニル化グルコシド配糖体，アセチル化グルコシド配糖体等の誘導体がある。イソフラボンにはエストロゲン様作用があり，抗酸化作用などの生理活性が注目されている（p.219）。食品中では多くは配糖体として存在するが，ヒトの体内で吸収されるには腸内細菌で分解され，エクオール（アグリコン）になる必要がある。

　②　**アントシアニン類**　　アグリコンのアントシアニジンにグルコース，ガラクトース，ラムノース等の糖を結合した配糖体を**アントシアニン**とよび，それらを総称してアントシアンとよぶ。主なアントシアニン類の分類名称，分布を表4-3に示す。B環の水酸基やメトキシ基の数によってペラルゴニジン系，シアニジン系，デルフィニジン系等に分けられる（図4-8）。

　赤から紫まで幅広い色を示し，

表4-3　主なアントシアニン類

分　類	名　称	分　布
ペラルゴニジン	カリステフィン	イチゴ
シアニジン	シソニン クリサンテミン	紫シソ 黒豆
デルフィニジン	ナスニン	ナス
マルビジン	エニン	ブドウ

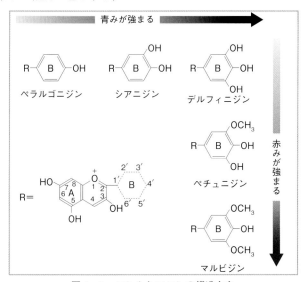

図4-8　アントシアニンの構造と色

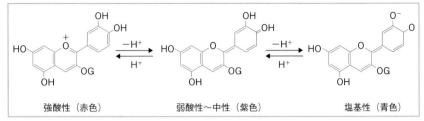

図 4 - 9　アントシアニンの色の変化

それぞれの食品によってアントシアニン類の名称が変わる。代表的なものとしてイチゴはカリステフィン，黒豆はクリサンテミン，シソはシソニン，ナスはナスニンがあげられる。アントシアニンの特徴は，B環に結合する水酸基の数が多くなるほど青色が濃くなり，メトキシ基の数が多くなるほど赤色が濃くなる。また，pHによって色が変化する（図 4 - 9）。アントシアニン類は，オキソニウム構造からキノイド構造に変化することで，酸性では赤色，中性では紫，塩基性では 青色を示す。紫シソによる梅漬けや赤かぶ漬けの色の変化はこのことによる。酸性では比較的安定であるが，中性や塩基性では退色しやすい。

　アントシアニン類は，ポリフェノールオキシダーゼや加熱によって褐変する。ナスの漬物が変色して褐色になるのは，この理由による。同様に，イチゴジャムが退色して褐色になるのも，イチゴのカリステフィンが自動酸化によって褐変する。防止する方法として，クエン酸などを加えてpHを下げてから，加熱時間を短くすることが望ましい。

　アントシアニン類は，鉄やスズ，鉛，アルミニウム等の金属とキレート（錯化合物）を形成し，安定な青色を示す。これをメタロアントシアニンとよぶが，ナスの漬物に錆クギやミョウバンを加えることで，鮮青色になる。モモ赤肉缶詰が紫変することがあるが，クリサンテミンと缶から出るスズでメタロアントシアニンを作るためである。

　③　**タンニン類とカテキン類**　　タンニン類は，カテキン（フラバノール）類，ロイコアントシアニジン，プロアントシアニジンを一般的には総称してよぶが，それらはすべてフラボノイドである。

カテキン類には，フラバノールのポリヒドロキシ誘導体の総称である。一般には，3，5，7，3'，4'位にヒドロキシ基が結合したペンタヒドロキシフラバンおよびその誘導体である。天然には数十種類のカテキンが存在するが，お茶には主にカテキン，ガロカテキン，それらのジアステレオマーであるエピカテキン，エピガロカテキンおよびエピガロカテキンの没食子酸エステルが存在する。カテキン類は無色で，ポリフェノールオキシダーゼにより，酸化され赤くなってくる。紅茶を製造する際，カテキン類は赤褐色のテアフラビンや褐色のテアルビジンに変化し，紅茶特有の赤い水色（すいしょく）を呈する。

ロイコアントシアニジンは，果実や野菜に含まれる水溶性のタンニンであり，渋味を有する。長時間，酸性下で加熱すると赤色を呈する。

プロアントシアニジンは，茶や柿の渋味の主成分と考えられ，カテキンの縮合物である。

クロロゲン酸は，コーヒーをはじめとするゴボウ，サツマイモ，リンゴ，ブドウ等の水溶性の苦味である。コーヒー酸とキナ酸のエステルで，褐変の原因になることが多い。

5）その他の色素

代表的なものとして，クルクミンがある。クルクミンは黄色色素で脂溶性であるが，アルコールには溶けやすい。ウコンの根茎を乾燥し粉末にしたウコン粉（ターメリック）中に0.1〜0.3%含有されている。カレー粉やたくあん，ゆば，からし漬けの着色に用いられる。

ビートやサボテンにはベタレイン（ビートレッド）が含まれ，赤紫色の含窒素色素で水溶性を示す。赤色色素のベタシアニンと黄色色素のベタキサンチンからなる。ビートを用いた料理としてボルシチ等が有名である。

紅藻類や藍藻類の中に含まれるビリン色素がある。水溶性を示し，海藻の中ではたんぱく質と結合している。光合成の補助色素として働く。赤色のフィコエリスリンや青色のフィコシアニンがあげられる。

クルクミン

glucose—O ... HO ...

ベタシアニン（ベタニン）

動物性の色素としてラック色素とコチニール色素がある。ラック色素はラックカイガラムシの分泌物から抽出された水溶性の赤色色素である。pHによって色が変わり，pH 3～5では橙黄色から赤色であり，pH 6では赤色から赤紫色に，pH 7以上では赤紫色である。その主成分はラッカイン酸であり，光や熱に対して安定である。コチニール色素は，サボテンに寄生するエンジ虫のメスの虫体から抽出された深紅色で，主成分はカルミン酸である。光や熱に対して安定であり，飲料や菓子，化粧品や医薬品等の着色に用いられる。

（2）褐　　変

　ハガキ（葉書）は，葉に傷をつけたところが変色することを利用して，文字を書留め，伝達手段に用いたことから始まったといわれる。この変色を**褐変**とよぶが，一般的には，食品の保存や調理，加工によって食品が褐色化することに用いられる。褐変が起こることは，食品の品質劣化を意味することが多いが，味や香りの品質向上につながる場合もある。褐変には，酵素による**酵素的褐変**と化学変化による**非酵素的褐変**に分けることができる。

1）**酵素的褐変**

　酵素的褐変は，野菜や果物の傷，切断や剥皮によって現れ，冷凍や乾燥，搾汁においても発生する。野菜や果物には，クロロゲン酸等のタンニンやフラボノイド等のポリフェノール類が含まれ，それらが酵素であるポリフェノールオキシダーゼにより酸化され，キノン構造となり，さらに非酵素的に酸化重合して褐色に変化する。ポリフェノールオキシダーゼとは，カテコールオキシダー

ゼ, ラッカーゼ, チロシナーゼ等の酸化酵素の総称である。また, チロシナーゼはオキシゲナーゼやオキシダーゼを含む酵素の混合物である。o-ジフェノールオキシダーゼは, o-ジフェノールを酸化してo-キノンにし, ラッカーゼはp-ジフェノールを酸化してp-キノンとする。チロシナーゼはチロシンなどのモノフェノールをジフェノールに酸化してからキノンを生成する。

　酵素的褐変では, ポリフェノールより生成する色素は, 褐色のものが多いのに対して, チロシンやフェノールアミン等では黒色に変化する。ゴボウ, リンゴやナス等をおろし器にかけると少しの時間で褐色になる。その理由は, ゴボウにはイソクロロゲン酸を主体とするポリフェノール類であり, リンゴやナスではタンニン類やクロロゲン酸, アントシアニン等のポリフェノールの変色であり, ジャガイモは, チロシナーゼによりチロシンからメラニンを生成するこ

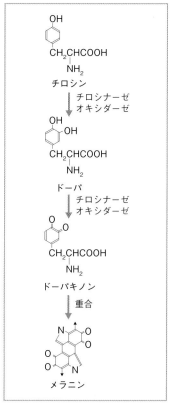

図4-10　チロシンからメラニン色素の合成系

とで起こる（図4-10）。エビの黒変もオキシダーゼの関与によって, メラニンの生成が起こる。それに対して, 酵素的褐変が起こりにくいのが, ダイコンやパインアップルである。その理由は, 基質としてのポリフェノール類の含量が少ないことや酵素の質や量があげられる。その他, 果汁や乾燥野菜では, アスコルビン酸がアスコルビン酸オキシダーゼによって生成されたデヒドロアスコルビン酸が, 非酵素的な変化によって着色物質を作る。

表4-4　酵素的褐変の防止方法

ブランチング（酵素失活）を行う
果実や野菜を90℃以上で加熱して，酵素を不活性化する。熱水や蒸気を用いて加熱処理が行われ，これをブランチングとよぶ。ただし，加熱することによって本来の野菜や果実の味や香りが損なわれたり，栄養価の減少が懸念される。野菜の冷凍食品を製造する場合に用いられる。
酵素阻害剤を用いる
リンゴを剥皮したときに食塩水に浸ける。食塩が酵素阻害剤である。
還元剤を用いる
リンゴジュースには褐変防止にアスコルビン酸が添加される。乾燥果実やかんぴょうを亜硫酸ガスや亜硫酸塩で処理している。
pHを下げる
クエン酸や酢酸などを添加して，pHを3以下に下げる。リンゴポリフェノールオキシダーゼの最適pHは4.2〜5.8であるからそれ以下に下げることで酵素活性はほとんどなくなる。例えば，ウドや切ったレンコンを酢水に浸ける理由である。 その他に，酸素の影響を除くために水に浸ける場合がある。例としては，ゴボウのささがきを作るときに行われる。

① **酵素的褐変の防止**　　酵素的褐変を防止するためには，酵素，基質，酸素の三要素と反応条件（温度やpH等）がそろうことが必須である。褐変を防止するためには，それらの条件の1つを除去すればよい。一般的な防止策として表4-4の方法が用いられる。

2）非酵素的褐変

非酵素的褐変とは，アミノカルボニル反応，糖類の加熱によるカラメル化，アスコルビン酸の分解，油脂の酸化や加熱による褐変，ポリフェノール類の自動酸化など，酵素が関与しない褐変のことである。

① **アミノカルボニル反応**　　食品中のアミノ化合物（アミノ酸，ペプチド，たんぱく質，アミン等）とカルボニル基をもつ化合物（還元糖やアルデヒド，ケトン等）と反応することで，褐色色素であるメラノイジンが生成される反応を**アミノカルボニル反応**とよぶ。メラノイジンは，香気性と抗酸化性を示す。別名，メイラード反応やマイヤー反応，マイヨール反応ともよばれる。

味噌や醤油の色，パンやカステラの表皮の色，果汁や日本酒，練乳，凍り豆腐の貯蔵中の着色等，多くの食品の品質と関係している。この反応は色だけで

なく揮発性の香気成分の生成にも関与しており，加工や調理における食品の香りの発現に対しても重要な因子である。この反応は，食品中のアミノ酸や糖が減少するので，食品の栄養価は低下する。

その反応を三段階に分けて説明するとともに，図4-11に示す。

初期反応では，アルドースとアミン加工物の縮合，すなわちアミノ酸のアミノ基とグルコースのカルボニル基とが縮合し，グルコシルアミンを生成する。それはシッフ塩基となる。グルコシルアミンはそのシッフ塩基を経て，不安定なアミノレダクトンになり，さらにアマドリ転位してフルクトシルアミンを生成する。中間反応では，反応性に富むアミノレダクトンはpHが低いとアミノ酸を遊離して3-デオキシグルコソンを生成し，そして脱水されると3,4-デオキシ不飽和グルコソンを作る。さらに脱水されると，ヒドロキシメチルフルフラールを生成する。後期反応でオソン類やヒドロキシメチルフルフラールは反応性が強く，アミノ酸等と反応を繰り返し，メラノイジンを生成する。

他の反応経路として，pHが高いとアミノレダクトンは2,3-エノール化を起こし，2,3-エンジオールを生じる。2,3-エンジオールは高温状態で2,3-ジケト化合物を経て酸化開裂し，低分子ジカルボニル化合物を生成する。これらの低分子ジカルボニル化合物はアミノ酸等と結合し，メラノイジンを生成する。

さらに，アミノレダクトンは酸素の存在下で脱水素され，メラノイジンを生成する。メラノイジンは，270～320nmに極大吸収を示し，長波長に行くにしたがってだらだらと吸光度を低下する褐色の色素で，水に溶解するとpH2.8～4.0の酸性物質である。メラノイジンの化学構造は不明である。

② アミノカルボニル反応への影響因子

a. 糖とアミノ酸化合物
糖の反応性はペントース＞ヘキソース＞二糖類の順で，還元性を示さないスクロースや糖アルコールは反応しない。アミノ化合物では第一アミン＞アミノ酸＞ペプチド＞たんぱく質の順で，反応性は低くなる。なお，アミノ酸はリシン，アルギニンのような側鎖にアミノ基をもつ塩基性アミノ酸の反応性は高い。

120℃以上の条件（揚げる・焼く・焙る）でのアミノカルボニル反応の過程で，

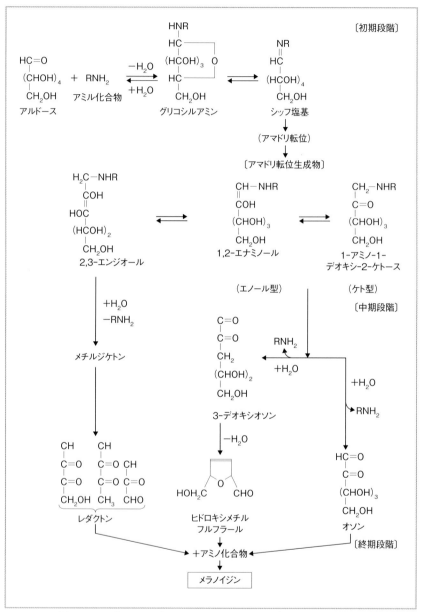

図 4-11 アミノカルボニル反応によるメラノイジン生成の主な経路

アスパラギンとグルコース等から**アクリルアミド**が生成することが知られている。アクリルアミドは神経毒性・肝毒性がある。ポテトチップスやビスケットにはごくわずか（0.2～0.4mg/kg）あるが，健康上の問題はない。

b. pH　この反応は，pH 6以下であれば遅いが，中性からアルカリ性で反応が進む。これは，アルカリ側で，アミノ酸，ペプチド，たんぱく質のアミノ基が塩基のほうを取ることと，ヘキソースの鎖状構造の存在がより多くなることである。

c. 水　分　食品の水分が10～40%，水分活性0.65～0.85で最も褐変が起こりやすく，水分活性は0.4以下や0.8以上では起こりにくい。

d. 温　度　加熱温度が上昇することで，反応速度は速くなる。10℃上がることで反応速度は3～5倍になる。

e. 共存物質　食品中に鉄イオンや銅イオンが混入すると反応は促進する。しかしマンガンやマグネシウムでは抑制するといわれている。また，酸素と食品との接触で酸化的褐変は進むため脱酸素剤や不活性ガスへの置換，冷凍ではグレージング操作を行うとよい。

③　**ストレッカー分解**　アミノカルボニル反応では，褐変のほか，副反応としてさまざまな香気成分が生成される。ストレッカー分解は，アミノカルボニル反応の中間体のα-ジカルボニル化合物（グルコソン等）がα-アミノ酸と反応すると炭酸ガスを発生するとともに，そのアミノ酸より炭素数の少ないアルデヒドやアミノレダクトン（エナミノール）を生成する。このアミノレダクトンは，ピラジン類になる。これらは焙焼香気成分となる。例として，麦茶などがあげられる。また，チョコレートや肉の香りであるピラジン化合物は，ストレッカー分解によって生成する（p.154，図4-15参照）。

④　**その他の非酵素的褐変反応**

a. カラメル化反応　グルコースやフルクトース等の単糖やショ糖といったオリゴ糖を100～200℃に加熱することで分子内脱水が起こり，カラメルとよばれる褐色物質を作り出す。例えば，グルコース（$C_6H_{12}O_6$）の場合，4分子脱水した組成（$C_6H_4O_2$）を示す分解物や混合物を作るが化学構造は不明である。

またフルクトースは，加熱脱水により反応性が高くなり，カラメル化反応を起こしやすい。カラメル化反応により栄養価は低下するが，苦味を帯びた味や甘いフレーバーや着色料としての新しい価値が生まれる。通常，アンモニウム塩等の触媒を用い，使用する食品に適した特性を有したカラメルが作られる。例えば，醤油やソース等の調味料，ビスケットやプリン等に用いられる。

b. アスコルビン酸の分解による褐変　　アスコルビン酸の還元作用を利用して，リンゴジュース等の酵素的褐変の防止に利用されるが，レモン，オレンジ，グレープフルーツ等の柑橘類の果汁ではアスコルビン酸が分解して，褐変を起こす。この褐変はpHや金属イオンの共存により影響を受けるが，酸素の有無にはかかわらない。酸素なしでもpH 4以下では，酸触媒による脱水効果によりフルフラールが生成される。また，酸素の存在下ではデヒドロアスコルビン酸に酸化されるが，この物質は不安定なため容易にラクトン環を開き，2,3-ジケトグロン酸を生じ，さらに分解してキシロソンなどを作る。

フルフラールやキシロソンはアミノ酸等と反応して，アミノカルボニル反応による褐変物質を生成したり，ストレッカー分解により香気成分を作り出す。

c. ポリフェノールの非酵素的褐変　　水分の存在でカテキン類が酸化されて褐変物質を作り出す。チョコレートやコーヒーが例としてあげられる。コーヒーでは焙煎中にコーヒー豆中のクロロゲン酸とショ糖の分解物が反応して生成される褐変物質が知られている。また，緑茶も十分に乾燥状態に保存しておかないと褐変してしまう。

⑤　非酵素的褐変反応の防止　　非酵素的褐変反応には，食品の水分活性，共存金属イオン，pH，酸素，温度が関係している。そこで，以下のような防止策がとられる。

a. 水分活性の低下　　食品を乾燥して，水分活性を0.3以下にする。

b. pHの低下　　pH 3以下にすることにより，アミノカルボニル反応を起こしにくくする。乾燥卵を製造する際に，あらかじめ液卵に酸を添加し，pHを下げて乾燥する。

c. 低温保存　　食品を低温（10℃以下）で保存する。

d. **不活性ガスの利用**　食品中の酸素を除去した後に，不活性ガスを充填する。

e. **変化成分の除去**　乾燥前にグルコースを発酵や接触酸化して除去する。乾燥卵の製造に用いられる。

f. **還元剤の利用**　亜硫酸やSH化合物を用いて，乾燥果実や乾燥野菜を製造する。亜硫酸や亜硫酸塩が糖のカルボニル基や反応中間体のデオキシグルコソンのカルボニル基と反応して付加物を作る。

3）褐変の食品への利用

　食品への利用としては，酵素的褐変として紅茶があげられる。緑茶の発酵であるポリフェノールオキシダーゼによって，クロロフィルが分解し，カテキン類が橙赤色のテアフラビンに変換する。非酵素的褐変として，醤油がある。醤油は，製品にするときに火入れという加熱を行う。そのときに非酵素的褐変が進行する。醤油の赤みの色や香り成分が形成される。パンやクッキーの焼成，コーヒーや麦茶の焙煎等，同様な加工方法である。ただ，アミノカルボニル反応では，リシン，アルギニン，トリプトファンなどに代表するアミノ酸の損失が多いため，栄養価の低下を招く。ただし，メラノイジンは抗酸化作用を示すとともに食物繊維と同様の効果としてコレステロールの吸着排泄作用が知られている。

2．香　　り

（1）食品の香気成分の所在とフレーバーリリース

　食品のにおいは，食品から空気中に飛散する揮発物質（**香気成分**）が鼻孔から吸入され，鼻腔奥の嗅上皮に存在する受容体によって認識されるため，ヒトは食品を食べなくてもにおいを感じることができる。すなわち，食品のにおいは食欲を左右する重要な因子といえる。また，人は，一般に「**鼻孔**」とよばれる前鼻孔だけではなく，咽頭奥に開口する後鼻孔を有する。後鼻孔を経由した香気成分によって生じるにおいは，往々にして，味と一緒になって風味として

認識され，おいしさの判定に大きく影響する。

1）香気成分の食品における所在

①　植物性食品の香り

植物性食品の香気成分は，主にイソプレン骨格を有するテルペン類，脂肪族炭化水素に-OH基をもつアルコール類または-CHO基をもつアルデヒド類，エステル類や含硫化合物に分類できる（表4-5）。

表4-5　植物性食品の主な香気成分

食品	テルペン類	アルコール類・アルデヒド類	エステル類	含硫化合物
ハッカ	メントール			
緑黄色野菜・トマト		ヘキセノール（青葉アルコール），ヘキセナール（青葉アルデヒド）		
キュウリ		ノナジエノール（キュウリアルコール），ノナジエナール（スミレ葉アルデヒド），ノネナール		
ダイコン・ワサビ・カラシ				イソチオシアナート類
タマネギ・ネギ				ジプロピルジスルフィド
ニンニク				ジアリルジスルフィド，ジアリルチオスルフィナート（アリシン）
マスクメロン		ノネナール，ノナジエノール		
イチゴ		ヘハサナール	ブタン酸メチル，ブタン酸エチル，ヘキサン酸エチル	
バナナ		オイゲノール	イソアミルアセテート，2-メチルブチルアセテート	
パインアップル			脂肪酸（C1-C8）のエステル	
リンゴ		ヘキセナール，2-ヘキセナール，ヘキサナール	2-メチルブタン酸エチル，3-メチルブチルやヘキシル	
ブドウ		ゲラニオール，フェニルエチルアルコール	アンスラニル酸メチル	
柑橘類	リモネン　シトラール　ヌートカトン（グレープフルーツ）	オクタナール，ノナナール，デカナール		
モモ			デカラクトン，ドデカラクトン，γ-ウンデカラクトン	
マツタケ		1-オクテン-3-オール（マツタケオール）	桂皮酸メチル	
干しシイタケ				レンチオニン

高等植物の葉，根，果実，花等の体内では，テルペン類が合成・貯蔵される。その中には，さわやかな柑橘類の香りを生み出すリモネンやシトラール，ハッカのメントール等の芳香をもつものがあり，植物精油の主成分となる。

　また，野菜等は，細胞が損傷すると脂質にリパーゼが働くようになり，リノール酸やα-リノレン酸を生じ，さらにリポキシゲナーゼが作用して過酸化物を生成する。続いてヒドロペルオキシドリアーゼが作用することにより分解し，炭素数6個や9個のアルコールやアルデヒドが生成する（図4-12）。この一連の酵素反応により，大豆ではn-ヘキサナールが，キュウリではノナジエノール，トマトやキャベツ等では，2-ヘキセノールや3-ヘキセノール等が生じる。これらの揮発性物質が，植物性食品特有の青臭さや新鮮な緑の香気となる。

　アブラナ科の植物，例えばワサビ，ダイコン，カラシなどの辛味を伴う独特の香りは，含硫化合物であるイソチオシアナート類による。これは，すりおろすなどして細胞を傷つけることによって，カラシ油配糖体（グルコシノレート）

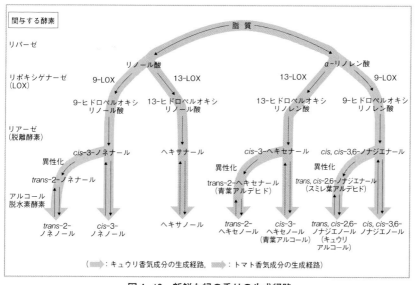

図4-12　新鮮な緑の香りの生成経路

（久保田紀久枝・森光康次郎編　食品学―食品成分と機能性―　東京化学同人　2016　p.95）

2．香　　り　　*151*

にミロシナーゼが作用して分解されたものである（図4-13）。また，タマネギ，ネギ，ニンニク等，ネギ属の野菜が有する含硫アミノ酸，アルキルシステインスルホキシド類は，アリイナーゼ（システインスルホキシドリアーゼ：C-Sリアーゼ）によって分解されてアルキルスルフィナートやジアルキルジスルフィドとなって特有のにおいを発現する（図4-14）。タマネギに含まれる主要なアルキルシステインスルホキシド類には，プロピルシステインスルホキシド以外にも1-プロペニルシステインスルホキシドがある。タマネギの催涙物質（プロパンチアールS-オキシド）は，この物質にアリイナーゼが作用してプロペニルスルフェン酸となり，さらにタマネギ特有の酵素が作用して生じる。

　一方，果実に特徴的なフルーティな芳香は，イチゴやメロン，バナナなど果

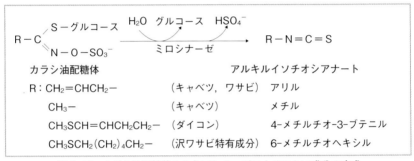

図4-13　カラシ油配糖体からミロシナーゼによるにおい成分の生成

（久保田紀久枝・森光康次郎編　食品学—食品成分と機能性—　東京化学同人　2016　p.97）

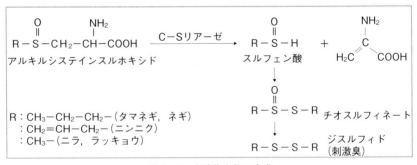

図4-14　含硫化合物の生成

（種村安子ほか　イラスト食品学総論—第5版—　東京教学社　2016　p.99）

実の成熟過程で，有機酸やアルコールから酵素的に合成されるエステル類に起因する。バナナの追熟中には，イソアミルアセテートや2-メチルブチルアセテート等のアミルエステル，オイゲノールやフェノールエーテル類が増加し，バナナ特有の香りが生じる。イチゴが熟すると甘い完熟香が加わるのは，成熟中に配糖体が酵素分解してフラネオール（ストロベリーフラノン）が生成するからである。パインアップルの特徴的な香りは，C_8までの各種脂肪酸エステルが関与している。モモ特有の香りはラクトン類による。

キノコ類にも特有のにおいがある。ツクリタケ（マッシュルーム）やマツタケ，生シイタケのカビのようなにおいは，1-オクテン-3-オールによる。この物質は，緑色野菜同様，リノール酸にリポキシゲナーゼとヒドロペルオキシド開裂酵素が作用して生成される。マツタケの独特の香りは，この1-オクテン-3-オールとケイ皮酸メチルによって形成される。また，干しシイタケを水戻ししたときに生じるにおいは，シイタケ中のシステインスルホキシド誘導体であるレンチニン酸にγ-グルタミルトランスフェラーゼとC-Sリアーゼが作用して生じたレンチオニンによる。

②　**動物性食品の香気成分**　　　海水魚は鮮度低下により生臭いにおいが強くなる。海産魚の浸透圧調節物質であるトリメチルアミンオキシドから生じるジメチルアミンとトリメチルアミンが原因物質と考えられる。トリメチルアミンは，魚体表面に付着する細菌や血合肉に内在する還元酵素によって生成する。

また，淡水魚のアユは香魚ともいわれ，特有のさわやかなにおいを有するが，これは，イコサペンタエン酸に，アユ自身が有するリポキシゲナーゼが作用し，その結果生じる2,6-ノナジエナールによるとされる。養殖魚は天然魚と酵素活性が異なるので，アユ特有のこのにおいは，一般に天然魚のほうが強い。

2）食品の調理，加工によって生成するにおい

①　**食材の切断，磨砕により生じるにおい**　　　先述のように，加工・調理中に食品を切断，磨砕することによって，食材の細胞が損傷すると種々の酵素が活性化して，香気成分が生成する。

②　**糖の加熱よって生じるにおい**　　　糖類を160〜200℃で加熱すると糖の開

裂，脱水，重合が起こり，粘稠な茶褐色な物質（カラメル）に変化し，マルトールやシクロテン等甘くて香ばしい香りを有する香気成分が生成される。これをカラメル化反応とよび，醤油，ソース，コーラ，黒ビール等の着色や風味づけなどに用いられる。糖の種類によって反応のしやすさが異なり，ブドウ糖，果糖，ショ糖の三者で比較すると，果糖が最も反応しやすく，ショ糖が最も反応しにくい。高温になりすぎてカラメル化が過度に進むと焦げ臭となる。

③ **アミノカルボニル反応によって生じるにおい**　糖（カルボニル基をもつ化合物）やアミノ酸（アミノ基をもつ化合物）が共存すると，比較的低温でアミノカルボニル反応を起こし，多様な香気成分が生じる。アミノカルボニル反応の過程では，中間生成物であるα-ジカルボニル化合物がα-アミノ酸と反応するストレッカー分解が起こり，アルデヒドとアミノレダクトンが生じ，さらに，アミノレダクトンが二分子縮合，環化してピラジンを生じる（図4-16）。この途中で生成したアルデヒド類とピラジン類が特有の香気を有する。このにおいは，アミノ酸と糖の混合比やアミノ酸の種類等によって異なる（表4-6）。味噌や醤油の香り，コーヒーの焙煎香，パンやクッキーを焼いた香ばしい香りの生成など，アミノカルボニル反応が大きく寄与している。あめ色に炒めたタマネギや焼き色のついた肉から生じる食欲を刺激する香りもこの反応による。例えば，アミノカルボニル反応生成物であるソトロンは，ビール，ビーフシチ

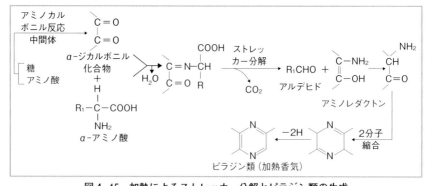

図4-15　加熱によるストレッカー分解とピラジン類の生成
（種村安子ほか　イラスト食品学総論　第5版　東京教学社　2016　p.102）

表4-6　アミノ酸とグルコースを加熱褐変させたときに生じるにおい

	180℃	100℃
グリシン	カラメルのにおい	
アラニン	カラメルのにおい	
バリン	刺激性の強いチョコレートのにおい	ライ麦パンのにおい
ロイシン	チーズを焼いたにおい	甘いチョコレートのにおい
イソロイシン	チーズを焼いたにおい	
フェニルアラニン	スミレの花のにおい	甘い花のにおい
チロシン	カラメルのにおい	
メチオニン	ジャガイモのにおい	ジャガイモのにおい
ヒスチジン	トウモロコシパンのにおい	
スレオニン	焦げくさいにおい	チョコレートのにおい
アスパラギン酸	カラメルのにおい	氷砂糖のにおい
グルタミン酸	バターボールのにおい	チョコレートのにおい
アルギニン	焦げた砂糖のにおい	ポップコーンのにおい
リシン	パンのにおい	
プロリン	パン屋のにおい	たんぱく質の焦げたにおい

（藤巻正生，倉田忠男　食品の加熱香気　化学と生物9（2）　1971　85-96）

ュー，ローストチキン，コーヒー等，さまざまな食品に含まれている。

　しかし，糖の種類によって反応性が異なり，ショ糖では起こりにくい。ショ糖を構成するフルクトースとグルコースの官能基のうち，アミノカルボニル反応の初期反応に関わる官能基が両者の結合に関わっているため，通常，カラメル化の方が進行しやすい。フランス料理で用いられるガストリックソースは，ショ糖に酢やレモン汁を加えて煮詰めることによってショ糖を分解し，さらに酸を揮発させて，アミノカルボニル反応を進行させたソースで，料理に香ばしさを付与するのに用いられる。また，熟成チーズやビーフブイヨン等に含まれるアミノカルボニル反応生成物の中には，味の厚み・広がり・持続性等を増強するコク味を付与する物質が含まれていることが報告されている。

　④　微生物の作用によって生じるにおい　　　人間は，有史以前から微生物の存在を認識することなく微生物の働きを活用し，いわゆる「発酵」「醸造」による食品加工を行ってきた。利用される微生物は，乳酸菌，酢酸菌を含む種々の細菌類，麹カビに代表されるカビ類，酵母と多岐にわたる（表4-7）。こう

して製造された食品は，単に，保存性が高まるだけでなく，し好的，栄養的にも元の食材とは異なる新しい食品となる。特に，発酵・醸造過程では多種多様な香気成分が生成し，その食品を特徴づけるにおいとなる。醤油や味噌の熟成中に働く酵母，馴れずし・漬物の乳酸菌，チーズ製造に関わる乳酸菌やカビ，カツオ節製造の最終段階で用いられるカビはその食品の香気成分生成に深く関与している。発酵・醸造食品のにおいは，時としてその食品に嫌悪感を抱く原因になりうるが，人をひきつけ「やみつき」にさせる重要な因子でもある。

⑤　**油脂の酸化によって生じるにおい**　食品中の脂質が酸化されると**ヒドロペルオキシド**（過酸化物）が生成する。ヒドロペルオキシドは，比較的不安定な物質で，室温でも分解し，100℃以上に加熱すると容易に分解し，刺激臭をもつアルデヒド等の揮発性物質を生じる。これらの物質のにおいが，自動酸

表4-7　食品加工に利用される微生物

食　　品	主要な有用微生物	
	群　別	菌　　名
味噌	カビ	*Asp. oryzae*
		Asp. sojae
	酵母	*Zygosacch. rouxii*
		Candida versatilis
		Ped. halophilus
		Streptococus
	細菌	*Bacillus*
醤油	カビ	*Asp. sojae, Asp. oryzae*
	酵母	*Zygosacch. rouxii*
		Candida versatilis
	乳酸菌	*Ped. halophilus*
清酒	カビ	*Asp. oryzae*
	酵母	*Sacch. sake*
	乳酸菌	*Leuc. mesenteroides* var. *sake*
		Lactobacillus sake
甘酒	カビ	*Asp. oryzae*
紅酒	カビ	*Monascus*
ブドウ酒	酵母	*Sacch. cerevisiae*など
ビール	酵母	*Sacch. cerevisiae*
		Sacch. carsbergensis
漬物	乳酸菌	*Leuc. mesenteroides*
		L. plantarum
		L. brevis
食酢	酢酸菌	*Acetoacter*
糸引き納豆	細菌	*Bacillus natto*
寺納豆（浜納豆）	カビ	*Asp. oryzae*
テンペ	カビ	*Rhizopus*
オンチョム	不完全菌	*Neurospora sitophila*
乳腐	カビ	*Mucor*
ヨーグルト	乳酸菌	*L. bulgaricus*
ケフィア	酵母	*Sacch. kefir*
チーズ（一般）	乳酸菌	*L. cremoris*
		Str. citrovorum
カマンベールチーズ	カビ	*P. caseicolum*
ブルーチーズ	カビ	*P. roqueforti*
サラミソーセージ	乳酸菌	*Ped. homari*
アンチョビーソース	乳酸菌	*Ped. halophilus*
Nuoc-man	細菌	*Clostridium*
魚醤油	乳酸菌	*Lactobacillus*
		Mc. halodenitrificans
カツオ節	カビ	*Asp. glaucus*
いずし	乳酸菌	*Streptococcus*
		Lactobacillus
くさや干物	細菌	*Corynebacterium*
		Pseudmonas
		Spirillaceae

（缶詰技術研究会　食品加工における微生物・酵素の利用＜伝統食品編＞　p.10　第3表）

化した油脂や食品中の脂質の酸化臭の原因となる。自動酸化のごく初期に感じられるにおいのことを**戻り臭**，自動酸化が進行したときのツンとする刺激臭を**酸敗臭**という。2,4-ジエナールや2-エナールは特に閾値が低いので，酸敗臭への寄与が大きい。

　また，揚げ物のように油脂を120〜180℃で長時間加熱すると，過酸化物の分解が速やかに起こり，低分子化合物を生成したり，重合して多量体を形成したりする。また，揚げ加熱中，食品素材中のシュウ酸やリンゴ酸等の有機酸や，衣に添加された重曹等のアルカリが揚げ油の加水分解を加速する。このとき生じたグリセロールから**アクロレイン**が生成する。アクロレインは，加熱酸化油に特徴的な揮発性物質で刺激臭を有する。この物質は反応性が高いため，経口暴露による健康リスクについて詳細な評価が必要な物質の1つであるが，環境省の「化学物質ファクトシート」によると，無毒性量に対して，食品由来の平均暴露量は1/100以下である。

$$CH_2 = CHC \begin{matrix} \nearrow O \\ \searrow H \end{matrix}$$

アクロレイン

　なお，このように，元々食品に含まれておらず，調理・加工・保存などによって生じる不快なにおいのことを**オフフレーバー**とよぶ。

3）フレーバーリリース

　食べたときに感じるにおいの強さは，食品中の香気成分の濃度に必ずしも比例せず，食品の物理化学的特性によって影響を受ける。食品中の香気成分が嗅上皮で認識されるためには，食品から口腔，咽頭，鼻腔を移動しなければならない。このにおい物質の移動には，食品成分と香気成分の相互作用が大きく影響する。例えば食品にデンプンやキサンタンガムが加えられると，食品からの香気成分の遊離が抑制される傾向にある。ガム類を添加すると，キノコ類特有のにおいを生じる1-オクテン-3-オールやニンニク様のにおいをもつジアルキルジスルフィドは気体への遊離量が減少することも報告されている。

　また，食品には油相と水相が混在しているため，香気成分の疎水性が強いと油相に，弱いと水相に留まる傾向がある。そのため，食品中の脂質含量を変化させるとにおいの感じ方が異なる。口腔内に滞留する時間の長い食品では咀嚼

の影響も大きく，咀嚼速度が速くなると，香気成分が遊離しやすくなる。

　このように，食品開発において，香気成分の挙動（**フレーバーリリース**）を
いかにコントロールするかは嗜好性を左右する重要な課題の1つである。

（2）香気成分の機能性

　上述のように，食品のにおいは嗅覚を刺激し，いわゆる「食品の二次機能」
を有しているが，それだけでなく，三次機能である体調調節機能を有すること
も報告されている。

　例えば，香辛料は，食品の保存性を向上させることが経験的に知られており，
その抽出液は日持向上剤として使用できるものもある。これまでに，ニンニク
のアリシンやワサビ，カラシのイソチオシアネート類に加え，クローブ（丁
子）のオイゲノール，シナモンのシンナムアルデヒド等の香気成分が強い抗菌
活性を示すことが報告されている。また，ラズベリーの特徴的な香気成分であ
るラズベリーケトンには高い脂肪分解活性があることが報告され，肥満改善効
果が期待されている。

　これ以外にも，香気成分の抗腫瘍性や抗酸化性等が検討されており，香気成
分の新たな役割が注目されている。

3．　味

（1）味 覚 成 分

　味覚は，食べ物に含まれる味覚成分が口腔内の味の受容器を通して伝達され
る感覚である。味の受容器は**味蕾**とよばれる組織であり，舌の表面に分布して
いる（図4-16）。味蕾は50～100個の味細胞が寄り集まり，1つの 蕾 のような
形の組織を形成している。唾液や食品の水分に溶解した味覚成分が，舌の表面
に出ている味蕾の先端にある開口部（味孔）の味細胞表面膜に接触すると，味
細胞に電位変化が起こる。電気信号に変換された味の情報は，味細胞につなが
っている味神経を経て，延髄を経由して大脳味覚野に伝達され，味として認識

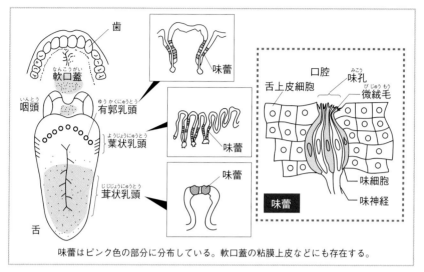

味蕾はピンク色の部分に分布している。軟口蓋の粘膜上皮などにも存在する。

図4-16　口腔内・舌上の乳頭（断面図）・味蕾（模式図）
（日本うま味調味料協会ホームページ）

される。味質の違いや味の強弱は，頻度やパターンの異なる電気刺激として大脳に伝達される。また，味蕾内や味蕾の周囲にはさまざまな神経が分布しており，温度感覚，触覚，痛覚，圧覚などの感覚も味覚と同時に感じる。

　食べ物の味を構成する**基本味**は，甘味，塩（鹹）味，酸味，苦味，うま味である。基本味の条件は，①それぞれの基本味は他の基本味とは味質が異なる，②他の基本味を組み合わせてもその味を作りだすことができない，③舌にある味蕾を通して味の刺激が脳に伝達される，等とされる。甘味・苦味・うま味にはそれぞれに対応した，たんぱく質からなる受容体がある。一方，塩味・酸味は受容体との結合ではなく，味細胞表面のイオンを取り込む通路（イオンチャネル）から味情報が伝達される。基本味以外には辛味，渋味，えぐ味等の補助味があり，口腔内の神経終末を刺激することで感じる味に近い感覚である。

　味覚に対する嗜好性は，個人の好み，年齢，気温，食経験，健康状態等の要因が絡み合って形成される。そもそも味覚は，食品を摂取すべきか否かを判断するために不可欠な機能である。甘味はエネルギー源となる糖，うま味はたん

ぱく質，塩味は無機質の存在を示すシグナルとして生命維持に不可欠の栄養素を示し，基本的に好まれる。一方，酸味や苦味は好まれない。酸味は腐敗物，苦味は毒物の存在を示すシグナルであり，有害なものの警戒信号である。

　味の強さの比較には，**閾値**とい

表4-8　各呈味成分の閾値*

基本味	代表的な成分	閾値（％重量/体積）
甘味	ショ糖（スクロース）	0.20
塩味	塩化ナトリウム（食塩）	0.0056
酸味	酒石酸	0.0014
苦味	硫酸キニーネ	0.000075
うま味	グルタミン酸ナトリウム	0.013

＊日本人・米国人130名の基本味に対する閾値
（福場博保・小林彰夫編　調味料・香辛料の事典　朝倉書店　2009）

う指標が用いられ，刺激閾＊1，認知閾，弁別閾＊2がある。一般に閾値といえば，味の質が判別できる最低の呈味濃度である認知閾を指すことが多い。基本味の閾値（認知閾）は，甘味＞塩味＞うま味＞酸味＞苦味の順に小さくなる（表4-8）。つまり，苦味はわずかな濃度でも感知できるが，甘味を感知するには高い濃度が必要である。

　＊1　**刺激閾**：呈味成分の溶けた水溶液を味わったときに，味の質はわからないが水との違いが感知される最小濃度をいう。
　＊2　**弁別閾**：ある濃度から徐々に濃度を変化させていくとき，味の強さの変化が認知される最小の濃度差（増加量）をいう。

（2）甘 味 成 分

　甘味は誰もが好む味であり，代表的な甘味成分は糖類である。糖類以外にも，アミノ酸，ペプチド，たんぱく質，配糖体などの天然の甘味成分が存在する。また，化学合成された甘味物質（人工甘味料）も広く利用されている。

1）糖　　　類

　単糖類，オリゴ糖（少糖）類，糖アルコールの多くは甘味を呈するが，多糖はほとんど甘味をもたない（表4-9）。糖類は，食品に甘味を与えるだけでなく，保湿，防腐効果，油脂の酸化防止，メイラード反応による着色・着香効果，メレンゲなどの形状維持（保形性）等，多くの作用がある。

　最も一般的な甘味成分であるスクロース（ショ糖）は砂糖の主成分であり，

サトウキビ（甘蔗），てんさい（甜菜），サトウカエデ，サトウヤシ等に多く含まれる。スクロースは，グルコース（ブドウ糖）とフルクトース（果糖）からなる二糖類で，非還元性である。水溶液にしても構造が変化せず，その甘味は温度の影響を受けず常に一定である。このため甘味成分の甘さを比較する際，スクロースの甘さを基準とした甘味度で表す。常温（25℃）でのスクロースの甘味を100または1として，他の甘味成分の甘味の強さを数値化して示す。

　グルコース，フルクトース等の単糖類の存在形態は，主に環状構造である。単糖分子中のヒドロキシ基とアルデヒド基が結合して環状構造となり，6員環のピラノース構造と5員環のフラノース構造があり，α型とβ型の立体異性体が存在する。例えばグルコースは，水溶液中ではα型ピラノース，β型ピラノース，α型フラノース，β型フラノースの4つの環状構造と鎖式構造が平衡となり，鎖式構造を中心に互いに変化できる混合物となって存在している（p.35，図2-13）。フルクトースの水溶液でも同様であるが，フルクトースのα型ピラノースはほとんど存在しない。糖の種類によって甘味の強さは異なるが，α型とβ型でも甘味度が異なる。グルコースはα型の方がβ型より甘い。フルクトースはα，β型フラノースよりもβ型ピラノースの甘味度が高い（表4-9参照）。

　スクロースなどの非還元糖は温度の違いによる甘味度の変化がないが，還元糖の水溶液は温度により甘味度が変化する（図4-17）。グルコース，ガラクトース，マルトース等の甘味度は，温度の上昇に伴いわずかな減少が認められるが，フルクトースは甘味度の変化が顕著である。水温による環状構造や立体異性体の平衡状態の変化が著しく，β型ピラノースの比率が高い低温では甘味度が高いが，温度上昇とともにβ型ピラノースが減少するため甘味度は低下する。フルクトース含量の高い果実類を冷やすと甘味を強く感じるのはこのためである。

　オリゴ糖（トレハロース，ラフィノース，フルクトオリゴ糖など）や糖アルコール（ソルビトール，マルチトールなど）も甘味をもつ。これらの成分は，低エネルギー（難消化性），整腸作用（腸内のビフィズス菌・乳酸菌の生育促進），抗う蝕性等の特殊な機能性をもつものが多い。オリゴ糖では，スクロース，マルト

表4-9　糖質系甘味成分（糖類および糖アルコール）の分類

分類		物質名	所在（含有食品）	エネルギー (kcal/g)	甘味度	構成糖（糖アルコールは原料となる糖）	[グリコシド結合]
糖類	単糖類	グルコース（ブドウ糖）	ブドウなどの果実類、野菜類、デンプンの構成単位	4	α 74 / β 48	⬡	
		フルクトース（果糖）	果実類、ハチミツ	4	α 60 / β 180	⬡	フラノース型 / ピラノース型
		ガラクトース	乳糖の構成成分	4	α 32 / β 21	⬢	
		キシロース	わら、籾殻、木材など	2.5	40	⬡	
	二糖類	スクロース（ショ糖）	さとうきび、甜菜（てんさい）	4	100	⬡⬡	[α-1, β-1]
		マルトース（麦芽糖）	発芽種子、麦芽汁、水あめ	4	α 40	⬡⬡	[α-1,4]
		ラクトース（乳糖）	ほ乳類の乳	4	α 16 / β 32	⬢⬡	[β-1,4]
		トレハロース	キノコ類、海藻類	4	45	⬡⬡	[α-1,1]
		パラチノース	（酵素作用によってスクロースから製造）	4	42	⬡⬡	[α-1,6]
	オリゴ糖（三糖類以上）	マルトトリオース（マルトオリゴ糖）	水あめ	3	30	⬡⬡⬡	
		ラフィノース	マメ科植物の種子（大豆など）、甜菜	0	23	⬢⬡⬡	
		フルクトオリゴ糖（ネオシュガー）	ゴボウ、ヤーコンなどの野菜やショ糖の誘導体：ショ糖の果糖部位に数個の果糖が結合	2	30~60	⬢⬡⬡⋯	
		ガラクトオリゴ糖（カップリングシュガー）	ショ糖の誘導体：ショ糖のブドウ糖部位に数個のブドウ糖が結合	4	50~60	⬡⬡⬡⋯	
		乳果オリゴ糖等	乳糖のガラクトース部位に数個のガラクトースが結合	2	30	⬢⬢⬢ または	
糖アルコール		ソルビトール（ソルビット）	干し柿・リンゴ・ナシなどの果実類、海藻類	3	60~70	⬡	
		キシリトール（キシリット）	イチゴ・アンズ、カリフラワーなど多くの野菜・果実類	3	60~100	キシロース	
		エリスリトール	果実類、キノコ類、発酵食品	0	75	⬡	
		マルチトール（還元麦芽糖）	還元麦芽糖水飴の主成分	2	80~90	⬡⬡	
		還元パラチノース（パラチニット）		2	45	パラチノース	（酵素処理）

（太田英明・北畠直文・白土英樹編　食べ物と健康　食品の加工　南江堂　p.163　2015, 舩津保之・竹田保之・加藤淳編　食べ物と健康Ⅲ　食品加工と栄養　三共出版　p.59　2014等より作成）

ース等の二糖類は甘味をもつが，結合する糖の数が多くなると甘味がなくなる。糖アルコールは，さわやかな甘味をもち，保湿性，耐熱性があり，メイラード反応による褐変反応を起こしにくいといった性質がある。キシリトールやエリスリトールは溶解時の吸熱量が大きいため，添加した食品に冷涼感を与えることができる。天然に存在する成分の他，デンプンを原料に酵素処理などにより人工的に製造される甘味成分もあり，種類は多様である。

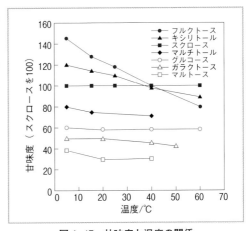

図4-17 甘味度と温度の関係
（日本化学会編 味とにおいの分子認識 p.52 学会出版センター 2000）

2）糖質以外の甘味成分

　たんぱく質や配糖体など自然界に存在する天然の甘味成分と人工甘味料に大別される（表4-10）。これらの甘味成分の甘味度は非常に高く，少量で甘味が得られ，また，体内で代謝されないためエネルギー摂取を抑えることができる。

　①　**テルペン配糖体**　　ステビオシド（ステビア）は，低エネルギー甘味料として飲料・菓子・漬物等に広く利用されている。他にグリチルリチン，フィロズルチン等があり，いずれも植物に含まれる天然の甘味成分である。スクロースの数百倍の甘味度をもつが，甘味の後に苦味を感じるため後味が悪い。

　②　**アミノ酸・ペプチド・たんぱく質類**　　グリシン，アラニン，セリン，スレオニンなど天然に存在するL系列のアミノ酸の一部は甘味を呈する。L系列とD系列では味に違いがあり，化学合成によって得られるD系列のアミノ酸には甘味を呈するものが多い。アスパルテームやネオテームは，合成ペプチドである。甘味を呈するたんぱく質としては，ソウマチン，モネリンがある。どちらも天然起源の甘味成分であり，スクロースの数千倍の強い甘味を呈する。

表4-10　非糖質系甘味成分

		名　称	甘味度[*] (ショ糖を1とする)	所在　および　特徴
天然甘味料	配糖体	ステビオシド(ステビア)	150	ステビア（南米原産のキク科植物）の葉
		グリチルリチン	300	甘草（マメ科植物）の根茎
	たんぱく質	ソウマチン	2,000	西アフリカ原産のクズウコン科植物の果実
		モネリン	3,000	アフリカ原産のツヅラフジ科植物の果実 後味が強く残る
	L-アミノ酸	グリシン	0.9	甘エビ，ホタテ，カニなど
		アラニン	1	甘エビ，ホタテ，カニなど
人工甘味料	D-アミノ酸	トリプトファン	35	天然にはほとんど存在しない
		フェニルアラニン	5	天然にはほとんど存在しない
	合成ペプチド	アスパルテーム	200	L-アスパラギン酸とL-フェニルアラニンからなるジペプチドのメチルエステル
		ネオテーム	10,000	アスパルテームの誘導体
		アドバンテーム	20,000～40,000	アスパルテームの誘導体
	複素環系化合物	サッカリンナトリウム	500	若干の苦味あり
		アセスルファムカリウム （アセスルファムK）	200	苦味と渋味を伴う
	スクロース誘導体	スクラロース	600	後味がよい，安定性が高い 加熱調理に要注意

＊甘味度の数値は，前橋健二：甘味の基礎知識，日本醸造協会誌，106(12)，pp.818-825（2011）を参考に作成。

ソウマチンは比較的熱に安定であるが，モネリンは55℃以上で甘味を失う。

　③　**合成甘味料（人工甘味料）**　　化学合成された人工甘味料も加工食品に利用されている。これらの成分は，食品衛生法により食品添加物として指定され，使用基準が定められている。代表的な合成甘味料を図4-18に示す。

　a.　**アスパルテーム**：L-アスパラギン酸とL-フェニルアラニンの2つのアミノ酸が結合したジペプチドのメチルエステルである。スクロースに近いさわやかな甘味を呈するが，特有の後味がある。低カロリー甘味料，飲料の甘味づけなど用途は広い。アスパルテームの代謝物にはフェニルアラニンが含まれ，アスパルテームを使用した食品や錠剤には，「L-フェニルアラニン化合物である」

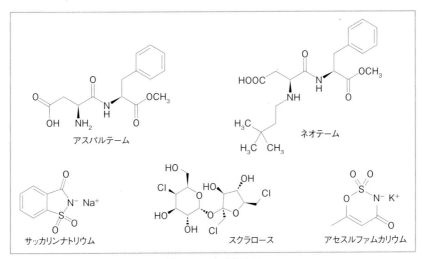

図4-18 合成甘味料

または「L-フェニルアラニンを含む」旨を表示しなければならない。アスパルテームの構造を一部変えて得られるネオテームおよびアドバンテームは，アスパルテーム同様のさっぱりとした甘さをもつ。化学的に安定で，甘味度は非常に高い。また，フェニルケトン尿症患者に対する注意喚起の表示義務はない。

b. サッカリンナトリウム：サッカリンは水に溶けにくいため，ナトリウム塩が利用される。甘味は強いが高濃度では苦味を感じるため，糖質系甘味料に混合して使用することが多い。菓子・漬物・清涼飲料水等に用いられる。

c. アセスルファムK（アセスルファムカリウム）：甘味に苦味と渋味を伴う。アスパルテーム等，他の甘味料との併用によって味質が向上する。

d. スクラロース：スクロースの3つの水酸基を選択的に（フルクトース側の1位と6位，グルコース側の4位）を塩素原子に置換することにより製造される。スクロースに似た味質で，約600倍の甘味度をもつ。サッカリンやステビオシドのような苦味や渋味がなく，後味も残りにくい。食品に添加した際の安定性にも優れ，清涼飲料水・菓子等に広く使用されている。

（3）塩味（鹹味）成分

　塩味は鹹味ともいい，塩化ナトリウム（食塩）に代表される味覚である。塩化ナトリウムの他，塩化カリウム，塩化リチウムなど金属イオンとハロゲンイオン（1価の陰イオン）が結合した無機塩は，塩味を呈するものが多い。塩味は陰イオンで感じる味で，ハロゲンの中でも塩化物イオン（Cl⁻）は強い塩味を呈する。塩味の質と強さには，陽イオンの味も関与する。オキソニウムイオン（H_3O^+）以外の陽イオンは概ね苦味を呈する。ナトリウムイオン（Na^+）の苦味はごくわずかだが，他のイオンは苦味が強い。塩味成分全体の味は，陽イオンの苦味の強さの影響が強い。塩味成分の中で，最も好まれるのは塩化ナトリウムであり，他の塩味成分は塩味よりも苦味や渋味を呈し，味質が劣る。

　無機塩の他，リンゴ酸ナトリウム，マロン酸ナトリウム，グルコン酸ナトリウムなどの有機塩類にも塩味を呈する成分がある。ナトリウム摂取を控える目的には，塩化カリウムや塩化アンモニウムが利用される。

（4）酸味成分

　食酢に含まれる酢酸，果実類に含まれるクエン酸，酒石酸，リンゴ酸等，食品中の酸味成分の大部分は有機酸である。カルボン酸の解離により生じる水素イオン（H^+）が水分子と結合してオキソニウムイオン（H_3O^+）を生じ，これが味蕾に触れると**酸味**を感じる。有機酸を構成する陰イオンの性質によっても味質が異なり，酸味成分ごとに微妙に味質が異なる（表4-11）。無機酸は不快な味をもつものが多いが，炭酸とリン酸は酸味料として清涼飲料等に利用されている。酸味の強さは，必ずしも水素イオン濃度（pH）とは一致しない。水素イオン濃度が等しい溶液を比較すると，有機酸は無機酸より酸味が強い。

（5）苦味成分

　苦味は，基本味の中で最も閾値が低く，少量でも敏感に感じられる味であり，好まれない場合が多いが，食品に含まれる微量の苦味成分が食品の味にしまりや複雑さを与え，し好性を高める場合もある。また，経験を重ねることで，本

表 4-11　主な酸味成分

	酸味成分	含有食品の例 (自然界での所在)	特徴(酸味の質)
有機酸	酢酸	食酢,漬物	刺激的な臭気がある
	乳酸	乳酸発酵飲料,ヨーグルト,チーズ,醤油・味噌などの発酵醸造食品,漬物	温和 渋味を伴う
	コハク酸	貝,果実類,日本酒(清酒)	うま味とコクがある
	リンゴ酸	リンゴ,ナシ,モモ,イチゴなど	爽快な酸味 かすかな苦味がある
	酒石酸	ブドウ,パインアップル	やや渋味がある
	クエン酸	ミカン・レモンなどの柑橘類,ウメ	おだやかで爽快
	アスコルビン酸	野菜類・果実類(柑橘類・イチゴ・キウイフルーツなど)	おだやかで爽快 酸味は弱い
	グルコン酸	ハチミツ,酸味料	柔らかでまるみがある
無機酸	炭酸	炭酸飲料,ビール	弱酸 さわやか
	リン酸	清涼飲料	弱酸 さわやか

能的に好まれない苦味や酸味でも,安全性が確認されたものに対しては好ましいと感じるようになる(コーヒー,ビール等)。

　苦味成分は,アルカロイド*3,テルペン類,ポリフェノール配糖体,疎水性アミノ酸やペプチド,無機塩類等に分類される。これらの化合物の構造には共通点がほとんどなく,苦味の受容体は複数存在すると考えられている。食品中の主な苦味成分を表4-12に示す。アルカロイドと無機塩以外は,構造を少し変化させるだけで甘味成分に変化する。

　ビール原料のホップにはフムロン,ルプロン等が含まれている。これらの成分自体には苦味はないが,ビールの醸造工程における異性化や分解によってイソフムロンやルプトリオン等に変換され,ビールの苦味を形成する。

　*3　アルカロイドは,植物に含まれる塩基性窒素化合物の総称。

表 4 -12　食品中の主な苦味成分

苦味成分（物質名）		主な含有食品 （自然界での所在）	備考
アルカロイド	カフェイン	コーヒー，茶	閾値　0.015g/100mL
	テオブロミン	ココア，チョコレート	
	キニーネ	キナの皮	マラリアの特効薬
テルペン類	リモニン	柑橘類	トリテルペン
	イソフムロン	ホップ，ビール	ビールの醸造工程でフムロンから生じる
	ククルビタシン	キュウリ，ニガウリ，メロン等ウリ科植物	トリテルペン
フラバノン配糖体	ナリンギン	グレープフルーツ，オレンジ等の柑橘類	結合している糖の種類によって味が異なる
	ヘスペリジン	グレープフルーツ，オレンジ等の柑橘類	
アミノ酸・ペプチド	疎水性アミノ酸		バリン，ロイシン，イソロイシン，メチオニン，トリプトファン，フェニルアラニン
	塩基性アミノ酸		リシン，アルギニン，ヒスチジン
	苦味ペプチド	チーズ，味噌，醤油等に含まれるたんぱく質分解物（疎水性オリゴペプチド）	疎水性アミノ酸から構成されるペプチド Pro-Phe-Pro-Gly-Pro-Ile-Proなど
無機塩類	塩化マグネシウム		豆腐製造時に添加するにがりの主成分
	硫酸マグネシウム		豆腐製造時に添加するにがりの主成分
	ヨウ化カリウム		

（6）うま味成分

　うま味の研究は，日本が先駆的役割を果たしてきた。1908（明治41）年に池田菊苗博士は，コンブのうま味成分としてL-グルタミン酸を発見した。その後，カツオ節のうま味成分として 5 '-イノシン酸（ 5 '-IMP）が発見された。核酸類の呈味性が検索される中で 5 '-グアニル酸（ 5 '-GMP）が発見され，後に干しシイタケの煮出し汁に存在することが明らかになった。1980年代に「umami」は国際語となり，他の 4 つの基本味以外の独立した味として「うま味」が基本味の 1 つに位置づけられた。うま味成分は，アミノ酸系，核酸（ヌクレオチド）系，有機酸系に分類される。図 4 -19に代表的なうま味成分を示す。

1）アミノ酸系うま味成分

　コンブや野菜等に含まれるL-グルタミン酸は，ナトリウム塩（L-グルタミン酸ナトリウム；MSG）の形でうま味調味料の主成分として広く利用されている。MSGは，サトウキビの糖蜜やトウモロコシデンプン等を原料に，微生物の働きを利用した発酵法で製造される。緑茶には，グルタミン酸のエチルアミドであるテアニンが多く含まれる。特に玉露や上級な煎茶に多く含まれる。

　野生キノコ類から殺蝿成分として発見されたトリコロミン酸（ハエトリシメジ），イボテン酸（イボテングタケ）は，強いうま味を有するが安全性に疑問がもたれている。タコ，イカ，エビ，貝類等のうま味性成分は，ベタインである。

2）核酸系うま味成分

　カツオ節，煮干しなど魚や肉類に含まれる5'-イノシン酸は，熟成過程でATP（アデノシン三リン酸）から酵素反応により生成される。シイタケ等のキノコ類に含まれる5'-グアニル酸は，干しシイタケの水戻し後の加熱過程でRNAから酵素反応により生成される。どちらの成分もリボースの5位にリン酸基が結合した5'-リボヌクレオチドである（図4-19）。調味料としては，ナトリウム塩として用いられる。核酸系うま味成分とアミノ酸系うま味成分との

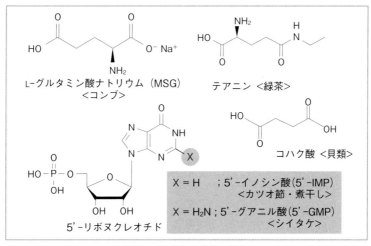

図4-19　うま味成分の構造

間には強い相乗効果がみられる（p.175参照）。

3）有機酸系うま味成分

　ハマグリ，アサリ等の貝類や日本酒に含まれるコハク酸は，うま味を呈する。調味料として使う場合は，ナトリウム塩の形にして用いる。

（7）辛味成分

　辛味は，味細胞だけでなく舌全体に物理的刺激を与え，痛みの受容体に結合し，痛覚を刺激して知覚される。さらに温度感覚や嗅覚を伴う複合的な感覚でもある。辛味成分は，トウガラシやコショウ等の香辛料に多く含まれ，料理の風味を向上させ，唾液の分泌を促進し食欲を増進させる。強い抗菌効果，防カビ効果，抗酸化効果，エネルギー代謝亢進作用などの機能性を有する成分もある。構造上の特徴により，アミド類，バニリルケトン類，イソチオシアナート類，スルフィド類に分類される。

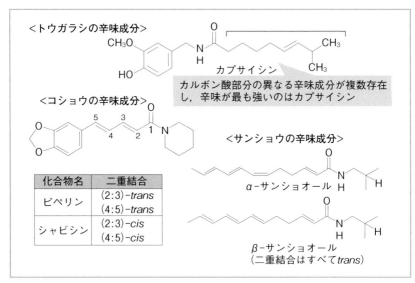

図4-20　辛味成分（アミド類）

1）アミド類

　分子内にアミド結合（-CO-N＝，-CO-NH-）を有する化合物である（図4 -20）。トウガラシに含まれるカプサイシンは，辛味成分としては最も辛い。また，副腎髄質を刺激しアドレナリンの分泌を促す作用が強く，体内のエネルギー代謝，特に脂質代謝を亢進させる効果がある。コショウの辛味の主成分は，ピペリンである。トウガラシほどの辛さはないが，コショウは食品の防腐性を高める効果，食欲亢進・健胃等の効果もある。シャビシンはピペリンの立体異性体であるが，辛味強度はピペリンより弱い。サンショウの実に含まれるサンショオールもアミド系辛味成分である。辛味はそれほど強くないが，サンショウは日本料理には欠かせない香辛料である。

2）バニリルケトン類（ジンゲロール類）

　ジンゲロールは新鮮なショウガの辛味成分である。ジンゲロールから，ジンゲロン，ショウガオールが生成する（図4 -21）。ショウガオールが最も辛く，ジンゲロールの約2倍の辛味強度である。

3）イソチオシアナート類（R-N＝C＝S；カラシ油）

　ワサビやカラシ等の鼻に抜けるような辛さの成分で，他の辛味成分と異なり揮発性があり，辛さと香りを併せもつ化合物である。植物細胞中には，イソチオシアナート類そのものではなく，前駆体であるカラシ油配糖体（グルコシノレート）が含まれ，共存する酵素ミロシナーゼの作用により加水分解され，イ

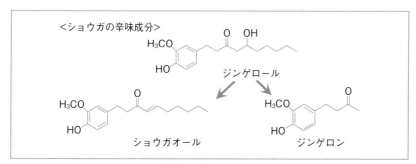

図4 -21　辛味成分（バニリルケトン類）

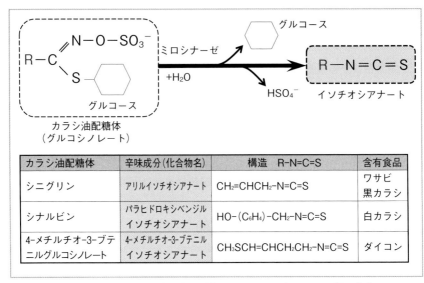

図4-22　カラシ油配糖体（前駆体）からイソチオシアナート類の生成

ソチオシアナート類が生成し，辛味を呈する。図4-22にイソチオシアナート類の生成機構の略図を示す。ダイコン，クレソン等の刺激も同様の機構で発現し，置換基の違いによってさまざまな辛味成分が生成する。

4）スルフィド類

　分子内にスルフィド結合を有する含硫化合物で，1～3個の硫黄を含む。タマネギ，ネギ，ニンニク等，ネギ属の植物に含まれる辛味成分で，それぞれの食品の香りを形成する成分でもある。タマネギに含まれるジプロピルジスルフィド（R-SS-R; R=-CH_2CH_2CH_3），ニンニクのジアリルジスルフィド（R-SS-R; R=-CH_2CH=CH_2），ニラのジメチルジスルフィド（R-SS-R; R=-CH_3）等ある。これらの成分は加熱により還元作用を受けて2つに切断されメルカプタンを生じる。ネギやタマネギを加熱するとプロピルメルカプタンやメチルメルカプタンなどが生成し，独特のにおいを発するが，辛味は消えて甘味が増す。

（8）渋味成分

　渋味は，舌や口腔内の粘膜のたんぱく質が変性して，組織や血管を収縮させること（＝収斂）により生じる感覚である。苦味に近い味とともに，舌の表面が少し引きつったような感覚を伴うのが特徴である。一般に，渋味は不快な味とされるが，茶，コーヒー，ワイン等の適度な渋味はし好性を高める要因となっている。渋味成分の構造は，ポリフェノール化合物がほとんどであり，一般にタンニンと総称される。

　代表的な渋味成分には，茶葉に含まれるカテキン類，コーヒーに含まれるクロロゲン酸，クリの渋皮に含まれるエラグ酸等がある。カテキン類の中でも，エピカテキンおよびエピガロカテキンに没食子酸がエステル結合したエピカテキンガレート，エピガロカテキンガレートは渋味が強い。また，カテキン分子が数個縮合したプロアントシアニジン類は強い渋味を呈し，茶葉の渋味の主成分と考えられている。

　カキの渋味もタンニン（通称カキタンニン）に由来する。カキタンニンの構造は，カテキン類の縮合体（プロアントシアニジン類）である。甘ガキでは，成熟の過程でタンニンが高分子化して不溶性になる。タンニンは水に溶けた状態で渋味を呈するが，不溶化することにより唾液に溶けない状態となり，渋味を感じなくなる。渋ガキでは成熟してもタンニンの不溶化が起こらないため渋味を呈す。乾燥（→干しガキ），アルコール処理（→さわしガキ）等の加工により脱渋（＝タンニンの不溶化）を行うと渋味を感じなくなる。

（9）えぐ味成分

　えぐ味は最も不快な味とされ，のどや舌がいがらっぽく感じる苦味と渋味が混じったような感覚である。タケノコ，サトイモ，ゴボウ，ワラビ等の山菜に含まれるホモゲンチジン酸や，ホウレンソウに含まれるシュウ酸などがある。食味上不快な成分であるが，調理時に，灰汁，重曹水，ぬかを加えた水で下ゆですることで，アクとして取り除くことができる。

（10）味の相互作用

　基本味はそれぞれ独立した味であるが，食品は多くの味覚成分を含み，食品独自のさまざまな風味を作り出している。一方で，ある味覚成分に別の味覚成分をわずかに加えたり，単一の味覚成分を継続して味わったりすると，味の感じ方が異なることがある。また，ある食品素材から引き出される味覚成分と別の食品や調味料等の成分が混合されると，味が変化することがある。このような味覚成分同士の相互作用には，対比効果，抑制効果（相殺効果），相乗効果，変調効果等がある。味の相互作用について表4-13にまとめた。

1）対比効果

　異なる味覚成分を同時に，または継時的に摂取することにより，一方の味の強度が強められる現象をいう。しるこや小豆あんに食塩を少量加えると甘味を

表4-13　味の相互作用

効　果		味		呈味の変化	例
対比効果	同時	甘味（多量）	＋ 塩味（少量）	甘味を強める	しるこに食塩を加える，スイカに食塩をかける
		うま味（多量）	＋ 塩味（少量）	うま味を強める	すまし汁
		酸味（多量）	＋ 苦味（少量）	酸味を強める	レモネード
	継時	甘味	→ 酸味	酸味が強まる	菓子の後に果物を食べる
		苦味	→ 甘味	甘味が強まる	苦い薬の後にあめをなめる
抑制効果		苦味	＋ 甘味	苦味を弱める	コーヒーに砂糖を入れる，チョコレート
		酸味	＋ 甘味・塩味	酸味が弱まる	酢の物，汁物，夏ミカンに砂糖をかける
		塩味	＋ 酸味／うま味	塩味を弱める	漬け物／醤油，塩辛
相乗効果		MSG（L-グルタミン酸ナトリウム）	＋ IMP(イノシン酸)／GMP（グアニル酸）	うま味が強くなる	だし（コンブとカツオ節／コンブとシイタケ）
		果糖	＋ サッカリン	甘味が強くなる	ジュース
変調効果		塩味	→ 無味	甘く感じる	濃い食塩水の後で水を飲む
		苦味	→ 酸味	苦く感じる	スルメの後にミカンを食べる

（和田淑子・大越ひろ編著　改訂健康・調理の科学―おいしさから健康へ―　第2版　建帛社　p.114より作成）

強く感じるのは，甘味と塩味の対比効果である。甘味は微量の苦味や少量の酸味によっても強調される。また，甘い物を食べた後に酸っぱいものを食べると酸味を強く感じるのは，継時的な対比効果である。

2）抑制効果（相殺効果）

異なる味覚成分を同時または継時的に摂取するとき，一方の味または後で与えられる味の強度が弱められる現象をいう。コーヒーに砂糖を入れると飲みやすくなるのは，砂糖の甘味によりコーヒーの苦味が弱められる抑制効果による。

3）相 乗 効 果

同種の味をもつ2種類の呈味物質を同時に摂取するとき，それぞれを単独で摂取した時の呈味の強さの和よりも，味の強度が強まる現象をいう。

アミノ酸系うま味成分のグルタミン酸と5'-IMP（イノシン酸），5'-GMP（グアニル酸）等の核酸系うま味成分の間には著しい相乗効果がみられ，それぞれを単独で用いるよりも混合することで，飛躍的に強いうま味を呈する。MSG（L-グルタミン酸ナトリウム）とイノシン酸ナトリウムの混合物のうま味強度は，10対1（重量比）の場合は，MSG単独の場合の5倍，1対1の場合は7.5倍となる。グルタミン酸の味受容体への結合が核酸関連物質によって増大するためと考えられている。現在市販されているうま味調味料は，MSGに5'-リボヌクレオチドナトリウム（イノシン酸ナトリウムとグアニル酸ナトリウムの混合物）を数％混合しており，相乗効果により少量でうま味を効かせることができる。甘味成分の間にも，相乗効果を示す例がある。

4）変 調 効 果

ある味覚成分を摂取した後で異なる味覚成分を摂取するときに，先に味わったものの影響により，後から味わうものの味の質が本来の味とは異なる味として感じられる現象をいう。濃度の高い食塩水を飲んだ後で，水を摂取すると甘く感じる。塩味以外に，酸味や苦味でも同様の味覚の変調が生じる。また，食品に含まれる味覚変革物質も変調効果をもたらす。

味覚変革物質は，味覚受容体に作用し，一時的に味覚を変化させる物質である。甘味を誘導するミラクリンやクルクリン，甘味を抑制するギムネマ酸やジ

ジフィン等が知られている。いずれの物質も植物の果実や葉に含まれるたんぱく質または配糖体である。ミラクリンを例に味覚変革物質の作用を説明する。ミラクリンは，ミラクルフルーツとよばれる植物の果実に含まれる糖たんぱく質である。成熟したミラクルフルーツの実を食べた直後に，酸味の強いものを摂取すると甘味を感じる。ミラクリンのみでは甘味を感じないが，酸が存在する状態では，味蕾の甘味受容体に結合したミラクリンが，甘味受容体を活性化する。その結果，酸味の強いものを食べているのにもかかわらず，脳には甘いという電気信号が伝達されるため甘味を感じると考えられている。

5 食品成分の変化

　食品に加工，調理，保存等の処理を加えると，その色，香り，味，物性，栄養価などに多彩な変化が引き起こされる。これらの変化はとりもなおさず，食品を構成する個々の成分の変化やそれらの総体として現れるものである。食物を理解するには，その成分の変化を理解することが必須である。

　本章では，食品の主成分である炭水化物，たんぱく質，脂質それぞれの変化とそれらの相互作用について解説している。

　炭水化物では，多糖類におけるゲル化の機構，デンプンの糊化と老化，ペクチンの変化と野菜の物性変化などを取り上げている。たんぱく質ではその変性と分解による食品加工の態様，脂質ではその酸化による変敗を主に解説している。また，成分間相互作用では多くの食品の加工や調理時に引き起こされる各成分の複雑な反応を取り上げている。

　これらの学習により，より正確に食品を理解することを目標とする。

1．炭水化物の変化

（1）増粘性とゲル化の機構

　高分子の鎖状化合物が水に分散して，粘性をもつ流動性のあるコロイド溶液となったものを**ゾル**という。この状態は分子が物理的に絡み合ったり，弱い結合力で引き合ったりして粘性が示される。ゾルが，温度の低下や，多価イオンの作用などさまざまな要因で分子同士が接合しさらにこれが進展し，網目状構造を形成，

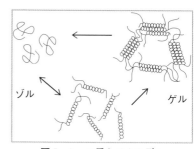

図5-1　二重らせんモデル

その網目に多量の水を包含して流動性を失ったものが**ゲル**である。

　ゲル化の機構はまだ不明な点も多いが，以下の機構が提唱されている。

1）二重らせんモデル（カラギナン，寒天，ジェランガム等）

　多糖類の高分子が，無秩序に存在している状態から，それぞれがらせん構造をとって立体的な網目構造，結合領域を作ることでゲル化する。

2）エッグボックスモデル（低メトキシペクチン，アルギン酸ナトリウム等）

　2価イオンが分子同士の会合を促進し，立体的な構造を形成する。イオンが橋渡しを行って分子同士を結びつける構造をエッグボックスとよぶ。

3）分子間相互作用モデル（キサンタンガム-ローカストビーンガム等）

　それぞれ単独ではゲル化しない成分を混合することで，お互いに作用して立体的な構造を作り，ゲル化する。

4）糖や酸が関与する水素結合モデル（タマリンドシードガム，高メトキシペクチン等）

　水素結合による分子の会合により起こるゲル化は，糖やアルコールの存在による水分活性の低下や，酸性条件による電気的反発力低下により，水素結合が強化され，網目構造が形成される。

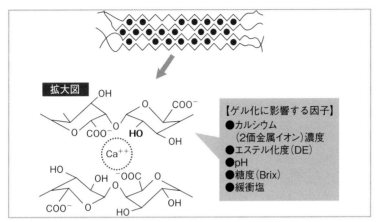

図5-2　低メトキシペクチンのルゲル化機構エッグボックスモデル

5）加熱によるゲル化モデル（カードラン等）

加熱によるゲル化は，疎水結合が関与すると考えられている。代表的な多糖類としては，カードランやメチルセルロースがあげられる。

（2）デンプンの変化

1）糖　　化

デンプンはD-グルコースがα-1,4およびα-1,6結合したものであり，麦芽や麹菌のアミラーゼ酵素によりD-グルコースや麦芽糖，デキストリンに分解され（糖化という）水あめなどのデンプン糖として利用されている。また完全に分解して得られるD-グルコースは異性化糖の原料として大量に消費される。コーンスターチや甘藷デンプンが糖化材料としてよく用いられる。

2）デンプンの糊化と老化

①　糊　化　　生デンプンに水を加えて加熱すると，水分子がエネルギーを得て活発に運動しデンプン粒の非晶部分に衝突し，デンプン分子間の水素結合を弱め，すき間を作る。ここから水の分子がデンプン粒の内部に侵入し，デンプン分子に水和する。このように非晶部分が水和して拡がると，デンプン粒は膨潤する。さらに，温度が上がるとデンプン分子の運動も激しくなり結晶領域

も水和される。このためデンプン粒は数十倍に膨潤し，崩壊するとともに溶解度の増加，粘度の上昇などの状態変化が起きる。このような現象を**デンプンの糊化**（gelatinization）という。

さらに加熱を続けるとミセルも全部くずれてデンプン分子は多量の水と水和した状態となる。またアミロースやアミロペクチンの分子は長い鎖状や樹脂状の分子なので，互いに接触し合い，1つの分子が動けばほかの分子も引きずられて移動するので，粘度の高いコロイド溶液となる。このような状態のデンプン溶液を**デンプン糊**（starch paste）という。

糊化したデンプンをα-デンプンといい，ミセル構造をもったβ-デンプンとはX線干渉図で区別することができる。糊化したデンプンは分子がほぐれた状態にあり，酵素が作用しやすく消化が非常によくなる。

② デンプンの糊化に影響する因子

a. **デンプン粒の大きさ**：一般に粒が大きいデンプンは，粒が小さいデンプンに比べ，多少早めに膨潤する。

b. **デンプンの結晶化度**：デンプン粒の結晶化度は植物種等により異なり，糊化に影響する。結晶化度の低いデンプンは糊化しやすく，ジャガイモデンプン等は，水と練り，沸騰水を加えてかきまぜるだけで糊化する。しかし結晶化度のより高いデンプンでは水を加えて沸騰させないと糊化しない。米の炊飯では，水分が少なく米粒組織内に水が侵入しにくいため，あらかじめ水に浸漬した後，98℃で20分間加熱する必要がある。

c. **水分量と温度**：デンプンに十分な量の水を加え加熱すると，ある温度でデンプンは濁りを失い半透明となる。この温度をデンプンの糊化温度という（表5-1）。一般に水分

表5-1　デンプンの糊化温度*

種　類	糊化開始温度	完全糊化温度
うるち米	59℃	61℃
もち米	58	63
大麦	58	63
小麦	65	68
トウモロコシ	55	63
そば	69	71
ジャガイモ	59	63
サツマイモ	65	69

＊デンプンの糊化温度は測定法（透明度法，示差熱分析法，アミログラフ法）が違うと，糊化温度も異なったものになる。

（菅原龍幸監修　Nブックス新版食品学Ⅰ〔第2版〕2016　p.49）

含量が少ないとデンプンの糊化温度は上昇し，水分含量が多いと低下する。パンの製造では原料の中に含まれる水分が少ない（約35%）ため，高温（200℃）で焼き上げ糊化させている。

d. pH：デンプンをアルカリ溶液に漬けておくと，室温でも完全に糊化する。これはアルカリ側では分子間の水素結合が切れやすいためである。また，ジメチルスルホキシドは水素結合を切断するため，常温でデンプンを溶解させる試薬として用いられている。

e. 圧　力：デンプン溶液は加熱しなくても，室温で数時間超高圧を加えるだけで，糊化することが知られている。12〜13%のジャガイモデンプン溶液は25℃で800MPa（メガパスカル）の静水圧を加えると糊化し，同濃度の小麦デンプン溶液は450MPaの静水圧を加えれば糊化する。デンプンに高い圧力を加えると，デンプン分子と水分子の間で，強力な水素結合が生じ，立体構造がくずれ，加熱の際の糊化と似た状況になると考えられている。

f. 共存物質：デンプンに脂質，無機塩類，たんぱく質などが共存すると，糊化は影響を受ける。

穀類デンプンは0.6〜1.3%の内部脂質を含んでいるが，その含有量はアミロース含量と相関しており，アミロースと複合体を形成していると考えられている。そのため通常の脱脂用有機溶剤では抽出されず，85%メタノールなどにより抽出されるが，完全には抽出するのは困難である。85%メタノールで脱脂したデンプンは糊化開始温度が低下し，糊液の粘度も上昇する。これは脱脂によりアミロースがデンプン粒外に溶出しやすいためと説明されている。また逆にデンプンにステアリン酸やモノグリセリドを添加すると，アミロース−脂質複合体を形成するので，糊化の際の膨潤は抑制される。この例として乾燥マッシュポテト製造の際，モノグリセリドなどの乳化剤が加えられると，熱湯を加えて復元したときのベタツキを抑え，ふんわりとしたやわらかさを与える。

無機イオンをデンプンに添加すると，一般に低濃度では糊化が促進される。

③　**デンプンの老化とその防止**　　糊化したデンプン糊を室温に長く放置すると，ゲル状になり白濁してくる。さらに時間がたつと糊は離水し，沈殿を生

じる。また，炊き立てのごはんはやわらかく粘りがあるが，冷えると固くなり粘着性も低下する。この現象を**デンプンの老化**（retrogradation）という。

　老化のシステムは次のように考えられている。すなわち，糊化したデンプン分子は，多量の水と水和しバラバラに存在しているが，温度が低下すると運動性が低下しデンプン分子が会合して水素結合で結ばれる。この水素結合はデンプン分子の水酸基同士の場合もあれば，両者の間に水の分子が介在して結合する場合もある。このような分子の会合点が生じると，これを起点として順次水素結合を作り，分子会合点が成長する。この結果隣接する鎖の配列化が生じ，成長した分子会合部分はミセル状に配列し，部分的に結晶性を回復する。

　老化したデンプンのX線回折像は，少し不鮮明であるが生のデンプン粒の像と似てくる。老化はデンプンの中にアミロースが多く含まれていて，水分30〜60%，温度2〜5℃，pHが低いときに起きやすい。アミロースはアミロペクチンに較べ立体障害が少なく，会合が起こりやすいと考えられている。

　デンプンの老化を防止するには，①糊化したデンプンを60℃以上で保温する，②糊化したデンプンを高温で乾燥する，③糊化したデンプンを−20℃以下に急速に冷凍し，自由水を凍結させるかその後凍結乾燥する，④多量の糖を加えて自由水を少なくする方法がある。①の例は電気炊飯器の保温等，②の例には即席めん，α化米，膨化米等，③の例には冷凍米飯や冷凍めんがあり，冷凍米飯は電子レンジなどで解凍し，加熱すれば，通常の米飯とほぼ同様の食味，食感を呈する。④の例にはようかん，ぎゅうひのような和菓子がある。

　パンやケーキに老化防止剤として用いられるモノグリセリドやショ糖脂肪酸エステルは，脂肪酸の直鎖部分がアミロースと複合体を形成し，デンプンの会合を阻害する。

　デンプンの老化を利用して作る食品には，はるさめがある。これは緑豆やジャガイモデンプンを糊化してめん状にした後，凍結乾燥したものであり，アミロースの多いデンプンが老化して煮くずれしないのを利用している。

3）デンプンの増粘性とゲル化

　低濃度（0.8〜1.5%）で糊化したデンプンは粘性があり，コーンスターチは

主に西洋料理，片栗粉（ジャガイモデンプン）は日本料理や中華料理のとろみ付けに用いられる。また，3〜6％のデンプンを用いて煮物にかけるあんとして利用される。とろみが付けられると，対流が阻害され，冷めにくくなる。この効果はデンプンの種類により異なるとされ，同じ濃度ではジャガイモデンプンが最も冷めにくいとされる。

　高濃度のデンプンは，加熱糊化されゾル状となり，冷却されると熱不可逆性ゲルを形成する。ゲルは弾力があり粘稠性のある特有のテクスチャーを示す。くずきり，くずざくら，くず餅はクズデンプンが本来のものであるが，小麦デンプンを用いたくず餅にも著名なものがある。わらび餅も本来はワラビ粉を原料とするが，甘藷デンプンやタピオカデンプンが用いられている。ぎゅうひはもち米デンプンなどの高濃度溶液を冷却し，ゲル状の菓子として利用している。ブラマンジェはゼラチンで作るものとトウモロコシデンプンで作るものがある。トウモロコシデンプンのゲルは白濁してブラマンジェに適している。

4）加工デンプン

　加工デンプンは，一般にデンプンに物理的，酵素的または化学的処理を行い，水への溶解性，糊化温度，加熱溶解時粘性の安定性，物性安定性を改善したものをいう。これにより，本来のデンプンのもつ欠点を補うとともに，さまざまな機能性を増強・付与し，さらに，食品の調理加工性を改善する目的で，広く用いられている。加工デンプンのうち，通常の調理過程でも起こりうる加熱処理等の物理的処理を行ったもの，およびアミラーゼなどの酵素による処理を行ったものは食品として取り扱われ，各種化学物質を用いて化学的処理を行ったものは添加物として取り扱われている。

（3）ペクチンの変化

1）植物性食品の軟化，硬化とペクチン

　① **果物，野菜の成熟によるペクチンの変化**　　果実や野菜の細胞はセルロースやヘミセルロース，ペクチン等から構成される細胞壁で取り囲まれている。セルロースやヘミセルロースは細胞を取り巻いて細胞の形や強度保持に関与し，

ペクチンは細胞を接着しかたくて丈夫な組織を維持している。果実は成熟を開始すると，細胞壁の多糖類を分解したり，膨潤したり，互いの結合を弱めたりする**ペクチン分解酵素類**（ポリガラクツロナーゼ，ペクチンメチルエステラーゼ等）を合成する。これらの酵素類の働きで細胞壁は弱まり，組織の強度も低下して果実は軟化する。特に，ペクチン質の可溶化が伴うことが知られている。しかし，軟化に伴うペクチニン酸を構成する糖類の組成の変化など，軟化の機構の詳細は不明である。

②　**加熱による軟化とペクチンの変化**　　野菜やイモ類等の加熱による軟化の原因は，細胞壁および細胞間隙にあるペクチンが非酵素的反応の**β脱離**（*β*-elimination，トランス脱離ともいう）を起こし，細胞間の緩み，分離が起こりやすくなるためである。β脱離は温度が高いほど起こりやすく，ペクチン溶液を加熱するモデル実験では80℃以上から粘度が低下する。また，中性およびアルカリ側で起こりやすく，逆にpH 4付近ではβ脱離も酸による加水分解も起こりにくいので，レンコンの酢煮など歯ざわりを残す調理ができる。

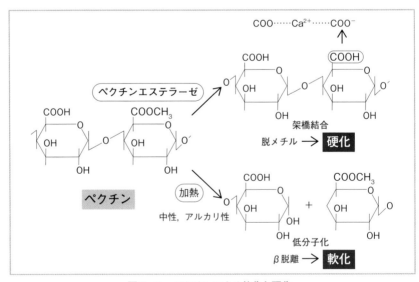

図5-3　ペクチンによる軟化と硬化

この反応はまた，ペクチンのエステル化度が高いほど起こりやすく，完全に脱メチルしたペクチン酸ではpH 6以上で長時間加熱しても分解が起こらない。

　③　**予備加熱による硬度保持**　　予備加熱（pre-heating）とは一般のブランチング温度よりもかなり低い温度，50〜80℃で長時間処理を行う操作をいう。この処理を行うと，多くの野菜やイモ類などで組織が硬化し，その後の加熱処理によっても軟化が抑制される。この予備加熱による硬化の機構は50℃以上の加熱で細胞膜の機能が低下し，カリウムイオンなど電解質が膜の外側に出て細胞壁のペクチンエステラーゼ（PE）を活性化させ，その作用によりペクチンの脱エステル反応が起こり，その後カルシウムやマグネシウムイオンとの架橋結合が生成されるためと考えられている。

　また，脱メチル化することでβ脱離が抑制され，煮熟による軟化も抑制される。この現象は缶詰などの野菜の硬度を保持する目的などに利用されている。

　「冠水イモ」とは，サツマイモが収穫前に数日間水に浸かると，煮ても軟化せずがりがりした食感になってしまう現象をいう。この現象も，細胞死に伴う電解質の移動，PEの活性化による脱メチル化によるものと考えられる。

2）ペクチンのゲル化

　①　**高メトキシペクチンのゲル化**　　柑橘類やリンゴなど一般的な果物に存在するペクチンは高メトキシ（HM）ペクチンである。HMペクチンは1〜2％濃度，pH2.8〜3.5の酸性下で，60〜70％のショ糖とともに加熱するとゲル化し，ゼリー状になる。しかし，0.5％前後の濃度で良好にゲル化するとの報告もあり，メトキシ化率などペクチンの性質が影響している。HMペクチンのゲルは，ヘリックス構造を取ったペクチン分子が水素結合により接合し形成される。このときpHが高いと負に荷電した分子が反発し，結合できないので，酸の添加でpHを低下させペクチンに残存するカルボキシ基の解離を抑制し，分子間の反発を低下させる（pH3.5以上ではゲル化しない）。さらに糖の添加でペクチンからの脱水が起こるため，ペクチン分子間で水素結合が生じ，網状構造が形成されるためと考えられている。また，糖は脱水作用によりゲルの構造を一定の形に保つためであり，この作用をもつグルコースや果糖等の単糖や糖

アルコールでもゲル化が起きる。

② **低メトキシペクチンのゲル化**　低メトキシ（LM）ペクチンはHMに酸やアルカリを作用させて脱メチル化して製造される。LMペクチンは遊離のカルボキシ基が多いので，酸や糖の作用ではゲル化を起こさず，Ca^{2+}やMg^{2+}等の2価陽イオンの存在で，イオン結合により分子が接合し，ゲル化を起こす。このゲルは熱に対して可逆的で，熱するとゾル化し冷却すると再びゲル化する。このため，甘さ控えめのジャム等の製造に利用される。

（3）その他の多糖類の変化

多くの多糖類は水に溶けたときに粘性を示し，それらの一部は何らかの処理をすることでゲル化する。また，それ単独ではゲル化しないものでも，他のものと混合するとゲル化するものもある。これらの機能を利用し先に記したように，多くの食品加工に利用されている（p.57，表2-6）。また，たんぱく質であるのでここには記さないが，ゼラチンも同じように利用されている。代表的な増粘多糖類の一覧を表5-2に示す。

2．たんぱく質の変化

（1）変　　　性

たんぱく質の**変性**の仕組みがわかる以前から，食品の加工・調理においては，ゆで卵，豆腐，焼き肉，チーズ，ヨーグルトなど，たんぱく質の変化を巧みに利用してきた。たんぱく質の変化を，生化学的には変性とよび，たんぱく質の変性の仕組みを基礎から理解することにより，こうした食品の調理・加工工程の仕組みが一層深く理解できる。

たんぱく質はアミノ酸が数珠玉のように連続して結合している。この直鎖状態が基本であるが，一部には直鎖間をつなぐ架橋構造（ジスルフィド結合）も存在する。アミノ酸の側鎖は20種類存在し，その大きさが異なるほか，親水性，疎水性，陽電荷，負電荷等の異なった性質をもっている。アミノ酸の結合順を

表5-2　代表的な増粘多糖類

分類	名称	基原	用途
植物由来多糖類	タマリンドシードガム	マメ科タマリンド（*Tamarindus indica* LINNE）の種子の胚乳部分	増粘安定剤，ゲル化剤
	グアーガム	マメ科のグアー（*Cyamopsis tetragonoloba* TAUB.）の種子の胚乳	増粘安定剤
	タラガム	マメ科タラ（*Caesalpinia spinosa* (MOL.)(O.KUNTEZ)）の種子の胚乳	増粘安定剤
	ローカストビーンガム	マメ科イナゴマメ（*Ceratonia siliqua* LINNE）の種子の胚乳	増粘安定剤，ゲル化剤
	サイリウムシードガム	オオバコ科ブロンドサイリウム（*Plantago ovata* FOESK.）または同種植物の種子外皮	増粘安定剤
	デンプン	穀物，豆類，イモ類等	増粘安定剤，ゲル化剤
	ペクチン	柑橘類果実等	増粘安定剤，ゲル化剤
	セルロース誘導体：CMC（カルボキシメチルセルロース）	植物全般	増粘安定剤
	グルコマンナン	サトイモ科コンニャク（*Amorphophallus* konjac）の根茎	ゲル化剤
樹脂由来多糖類	アラビアガム	アカシア属セネガル種（*Acacia senegal*）の樹脂	乳化安定，フィルム
	トラガントガム	マメ科トラガント（*Astragalus gummifer* LABILL.）の分泌液を乾燥	増粘安定剤
	カラヤガム	アオギリ科カラヤ（*Sterculia urens* ROXB.）またはベニノキ科キバナワタモドキ（*Cochlospermum gossypium* A.P.De Can dolle）の幹枝の分泌液	増粘安定剤
海藻由来多糖類	寒天	紅藻類：テングサ，オゴノリなど	ゲル化剤
	カラギナン	紅藻類：*Chondrus crispus*（ヤハズツノマタ，英語で Irish moss）	増粘安定剤，ゲル化剤
	アルギン酸	褐藻類（Phaeophyceae）	増粘安定剤，ゲル化剤
微生物由来多糖類	プルラン	黒色酵母*Aureobasidium pullulans*の培地	増粘安定剤，カプセル
	カードラン	グラム陰性細菌（*Agrobacterium, Alcaligenes faecalis* CAST）の培養液	増粘安定剤，ゲル化剤
	キサンタンガム	グラム陰性細菌（*Xanthomonas campestris*）の培養液より分離	増粘安定剤
	ジェランガム	グラム陰性細菌（*Pseudomonas elodea*）の培養液	ゲル化剤

アミノ酸配列（一次構造）とよび，アミノ酸配列が定まると，側鎖（残基）の性質などから直鎖状の構造がらせん状やシート状に折りたたまれる（二次構造）。さらに全体として立体構造（三次構造，四次構造）を形成する。たんぱく質の種類によりアミノ酸配列は厳密に決まっており，アミノ酸配列が同じであれば同じ立体構造を形成している。

　たんぱく質の表面には親水性のアミノ酸残基が，内部には疎水性のアミノ酸残基が多く存在するため，たんぱく質の表面は親水性，内部は疎水性である。たんぱく質の全体構造としては，球状構造や棒状構造をとる場合が多い。

　たんぱく質表面に存在する親水性のアミノ酸残基は周囲の水分子と結合し，たんぱく質の水への溶解を補助している。正の電荷をもつアミノ酸残基（アルギニン，ヒスチジン，リシン），負の電荷をもつアミノ酸残基（アスパラギン酸，グルタミン酸）の解離状態は，溶液のpHに依存する。正の電荷と負の電荷の数が等しく，たんぱく質の正味電荷がゼロとなるpHを等電点とよび，それよりも酸性のpHではたんぱく質の正味の電荷は正に，アルカリ性側では負になる。正味電荷が正や負の場合には，たんぱく質分子には静電的反発力が生じ，水に溶解している状態が安定である。一方，等電点ではたんぱく質の電荷がゼロとなり，分子間の静電的反発力が最小となる。その結果，たんぱく質の溶解度が小さくなり沈殿する場合もあり，**等電点沈殿**という。

　たんぱく質が溶解している水溶液の塩濃度は，溶解度に影響を及ぼす。たんぱく質の溶解度は，塩の濃度が低い場合には塩濃度とともに増加し，塩濃度が高い場合には塩濃度とともに減少する。前者を**塩溶**，後者を**塩析**という。

　たんぱく質の立体構造には，イオン結合，水素結合，アミノ酸残基の立体障害等が関与し，これらの要因が物理的・化学的に乱されるとたんぱく質は変性する。変性前の立体構造はたんぱく質ごとに一定で，全ての分子が同じ立体構造である。しかし，立体構造を失った変性状態のたんぱく質は一定の形状ではない。変性状態の複数のたんぱく質分子は，不可逆的に会合し凝集状態となる。

　いったん，たんぱく質が変性すると，それを元の状態に戻すことは非常に困難である。変性状態のたんぱく質を元の構造に戻すことは，生化学分野の研究

で行われているが，食品では行われていない。

1）酸・アルカリによる変性

たんぱく質はpHの変化によって，変性する。たんぱく質を構成するグルタミン酸，アスパラギン酸，アルギニン，ヒスチジン，リシン等のアミノ酸残基はプラスやマイナスの電荷を帯びており，イオン結合，水素結合に寄与している。pHが変化すると，これらの残基の荷電状態が変わり，静電相互作用に変化が生じ，立体構造が維持できなくなり，変性する。

また，アミノ酸残基を取り巻く環境は，立体構造を形成している状態と，変性状態とでは異なる。その結果，立体構造を形成している状態と変性状態とでは，荷電状態が異なるアミノ酸残基が少なくない。

ヨーグルト，カッテージチーズ等では，酸性条件下で牛乳中のカゼインを等電点沈殿により凝固し，しめサバでは酢により魚肉たんぱく質を凝固している。

2）塩による変性

たんぱく質を構成するアミノ酸残基は電荷を帯び，塩がイオン結合，水素結合に影響を及ぼすと二次構造以上の構造が破壊され，たんぱく質は変性する。

大豆を加熱して，たんぱく質を熱変性させ，その後，マグネシウムやカルシウムなどの無機塩を加えると，塩の影響で新たなイオン結合や水素結合が生じ，その結果，たんぱく質が適度に凝固し，豆腐となる。豆腐では，変性状態のたんぱく質が塩により凝集する性質を巧みに利用している。

塩サケ・塩サバ等の塩でしめた魚は生と違い，身が締まった状態となる。イクラ，スジコ，キャビア等の魚卵も塩による硬化作用で，つぶつぶ感が生ずるが，これは，卵のたんぱく質が変性し固くなることに起因する。タラコの場合では，食塩濃度が約7％で最も粒子感に優れるが，塩辛くなりすぎることから5％程度の食塩濃度で製造している。

小麦粉ドウの粘弾性は，小麦たんぱく質の8割を占める水不溶性のグリアジンとグルテニンの相互作用により，網目構造のグルテンが形成されるためである。この相互作用に塩が影響を及ぼすことから，グルテン形成には塩が必要である。うどん等の弾力性のある食感は，手打ちで4～6％，機械製めんで2～

4％の食塩の添加が必須である。捏ねるにしたがい，たんぱく質が絡み合い，グルテンのより強い網状組織となり，コシがでる。

一方，中華めんではかん水（炭酸ナトリウム，炭酸カリウム，リン酸系のカリウム塩やナトリウム塩）を加え，アルカリ性にすることによりグルテンに影響を及ぼし，弾力性，展延性が増強され，コシ，滑らかさが増す。

3）加熱による変性

加熱により，たんぱく質の一次構造はほとんど変化しないが，二次構造以上の構造は壊れ，変性する。加熱による変性を**熱変性**とよぶ。たんぱく質を構成するアミノ酸残基は水分子と水素結合を形成しており（水和ともいう），高温になると水和している水分子の運動が激しくなり，水和状態が維持できず，二次構造以上の構造が破壊される。その結果，たんぱく質の立体構造の内部に多く存在していた疎水性アミノ酸残基が外側に露出し，新たな疎水性結合を生ずる。いったん構造が破壊されると，冷却しても元の構造に戻ることはできない。

食品の調理加工では，ゆで卵，肉・魚の加熱など，たんぱく質の熱変性を利用している場合が非常に多く，熱凝固ともいう。食塩の存在下ではたんぱく質の熱凝固が促進されることから，肉の表面に塩をふったり，塩水でゆでたりする。反対に，砂糖は熱凝固を抑制する作用がある。

かまぼこは，魚肉に食塩を加えてすりつぶし，ミオシン等の塩溶性たんぱく質を溶解させたすり身を，さまざまな形に成形した後，加熱によりたんぱく質を変性させ，弾力のある食感を得ている。すり身を水洗する水さらし工程は，魚肉から血液などの不要なものを除去し，塩溶性たんぱく質を濃縮する工程であり，かまぼこの品質に大きく影響する。

コラーゲンもたんぱく質の一種であり，70℃以上で長時間加熱するとコラーゲンがほどけ，冷めると，元のコラーゲンに戻ることはできずにゲル状に固まる（**ゼラチン**）。肉のスジの部分はコラーゲンであり，長時間加熱により変性させ，やわらかく調理する。魚の煮こごりは，コラーゲンが加熱により変成し，冷えるときに変性したコラーゲンがゲル状に固まったものである。

食品の殺菌も，熱変性が大きく寄与している。加熱により，微生物のたんぱ

く質は変性し，その機能を失い，微生物は死滅する。

　なお，加熱変性しても元の立体構造に戻るたんぱく質もあり，食中毒菌の腸炎ビブリオが作るたんぱく質毒素がその一例である。加熱により腸炎ビブリオ菌は死滅するが，たんぱく質毒素は変性して毒性がなくなっても，室温に戻ると変性状態のたんぱく質毒素は元の立体構造に戻り，毒性を発揮する。

　食物アレルギーの原因もたんぱく質である。アレルギーの抗原部位（エピトープ）はたんぱく質分子のごく一部であり，たんぱく質が変性し立体構造を失ってもごく一部の構造は維持され，熱変性ではアレルゲン性は消失しにくい。

4）冷凍による変性

　魚肉では，冷凍により，たんぱく質が変性する。そのメカニズムとしては，以下の4つがあげられている。①水が凍るときに9％ほど体積が膨張するため，この氷晶の成長による膨張圧に伴う物理的なひずみがたんぱく質の高次構造に影響を及ぼし，たんぱく質が変性する。②水が凍るため水に溶けていた成分（溶質）が濃縮され，局所的に塩濃度が高くなったり，pHが変化し，たんぱく質の高次構造に影響を及ぼし，変性する。③氷の結晶が低温で成長するにしたがい，たんぱく質を取り囲む環境は水和状態から疎水性へと変化する。たんぱく質の外側は親水性，内部は疎水性であるが，内部の疎水性に影響を及ぼし，変性する。④水分子の水素結合は，たんぱく質の周辺よりも氷の結晶のほうが安定なため，たんぱく質を取り巻く水分子による水素結合が破壊され，たんぱく質が変性する。

　ちくわ，かまぼこなどの水産練り製品に使用される冷凍すり身は，変性を受けると製品の物性に大きな影響が生ずる。そこで，変性しないように，魚肉を水さらしして水溶性たんぱく質を除去し，pHを中性に調整し，糖類を加えて凍結している。糖類は水溶液中における水分子の構造を安定化させることによって，たんぱく質分子の内部の疎水性部位がたんぱく質表面に露出するのを防ぐことから，耐凍性が向上すると推察されている。

　冷凍すり身以外でも，魚肉の冷凍フィレでは，水さらし，糖類の添加，リン酸塩の添加により，凍結変性を防止している。

豆腐では冷凍するとたんぱく質が絡み合って形成されているゲル状構造が，氷結晶が生成し水分が奪われて濃縮されたたんぱく質間の相互作用により変性し，ゲルを形成できなくなる。これを巧みに利用した食材が凍り豆腐であり，均一なゲル状ではなく多孔質のスポンジ状の構造である。

　なお，コンニャク等ゲル状食品が凍結によりスポンジ状に変化するものもあるが，これらはたんぱく質を含まず，高分子多糖類の変性によるものである。

5）その他の条件での変性

　気体と液体の界面でもたんぱく質は変性し，**表面変性**（あるいは界面変性）とよぶ。溶液中のたんぱく質が気体表面に吸着すると，たんぱく質表面に多く存在する親水性残基は水素結合やイオン結合を形成することができず，たんぱく質内部の疎水性アミノ酸残基が界面に露出し立体構造がくずれ，変性する。卵白を泡立てたメレンゲや豆乳表面にできる湯葉は，表面変性の例である。

　変性剤により，たんぱく質は変性するが，食品関連で用いている塩などの無機塩では，ほとんど変性しない。過激な環境となるような試薬存在下では，たんぱく質が変性し，生化学分野で利用されている。特に，たんぱく質の分子量に基づいて分離するSDSポリアクリルアミドゲル電気泳動では，SDS（ドデシル硫酸ナトリウム）を用いてたんぱく質を完全に変性させている。変性したたんぱく質は，その分子量にほぼ比例した大きさの塊となり，その塊がアクリルアミドゲルの編み目をくぐるのに，小さいほど早くくぐれる性質を利用し（ゲル内の移動距離が長い），たんぱく質を大きさで分離している。この他，たんぱく質の変性剤としては尿素，塩酸グアニジン等がある。

　高圧条件下でも，たんぱく質は変性するが，3,000気圧（約300MPa）という非常に高圧な場合である（最も深いマリアナ海溝は10,000mで，100MPa近くの圧力である）。鶏卵に500〜600MPaの圧力をかけても卵殻は割れず，卵黄・卵白は，たんぱく質が変性し，凝固する。高圧処理は，省エネルギー技術でもあり，食品加工でも試験的に利用されている。超高圧処理により殺菌し，果物が本来もつ栄養や香り，色合いをそのまま残したジャム等が市販されたこともあり，研究開発が行われている。

（2）分解（アミノ酸・ペプチドの生成）

　たんぱく質はアミノ酸が100〜1,000ほどが直鎖状に結合した高分子化合物である。これが，アミノ酸がいくつかつながったペプチド，さらにはもとのアミノ酸にまで分解される。ペプチドの大きさはさまざまで，2〜20個以下のアミノ酸から構成されるものをオリゴペプチド，それ以上のアミノ酸で構成されるものをポリペプチドという。

　加熱など通常の調理条件では，たんぱく質は変性するが，ペプチド結合が加水分解されることはほとんどない。ヒトではペプチドが吸収されないことから，消化過程では消化酵素によりたんぱく質をペプチドに分解し，さらにペプチドをアミノ酸にまで分解する。たんぱく質を分解する酵素をプロテアーゼ（たんぱく質分解酵素），ペプチドを分解する酵素をペプチダーゼ（ペプチド分解酵素）として区別しているが，両者ともにペプチド結合を加水分解している。

　高分子のたんぱく質は，呈味性を示さないものが大半であるが，たんぱく質が加水分解され，ペプチドやアミノ酸になると，呈味性を生ずる。その呈味性はうま味，苦味，甘味，塩味等，非常に多様である。特に疎水性アミノ酸を多く含むペプチドや疎水性アミノ酸は，苦味を呈することから，たんぱく質を酵素で加水分解した際に苦味が生じ，問題となることがある。

　発酵食品では，微生物が生産するプロテアーゼやペプチダーゼによりたんぱく質分解が適度に制御され，うま味や風味の元になっている。

　パインアップル，キウイ，イチジク，マンゴー，パパイヤ，メロン，マイタケ，納豆等は，たんぱく質分解酵素を含んでいる。これらフルーツを入れたゼリーやマイタケを入れた茶碗蒸しが固まりにくくなり，問題となることもある。

3．脂質の変化

（1）酸化・変敗

　油脂や油脂を含む食品（揚げせんべい，干物等）を長期間空気に触れた状態で放置すると，脂質が酸化され，不快なにおい，色調の変化，風味の変化等を

生じる。これを油脂の**変敗**という。また，この際酸を生成する反応を**酸敗**とい
う。油脂の変敗は，①自動酸化，②光増感酸化，③酵素による酸化，④組織変
敗等により起こる。

1）脂質の自動酸化

　油脂を空気に触れた状態で放置すると，いやなにおいを生じ，色や味も変化
する。これは油脂が酸化されて不快臭をもつアルデヒドや重合した色素等が生
成するためである。油脂の酸化は油脂中の不飽和脂肪酸が紫外線等によりラジ
カルを生じ，さらにラジカルが酸素と結合して脂質過酸化物を連鎖的に生成し
て起こる。この反応を脂質の**自動酸化**という。反応で生成する過酸化脂質はさ
らに分解してラジカルを生じるとともに，ラジカル同士が重合を起こして重合
物を生成し，脂質を変敗させる。さらに過酸化脂質の分解によって生成したカ
ルボニル化合物は，油脂の不快臭や渋味の原因になる。自動酸化の反応は図5
-4のように考えられている。

　①　**誘導期**　　不飽和脂肪酸を含む油脂に，光（特に紫外線）が当たると，
光のエネルギーで不飽和脂肪酸
（リノール酸等）の二重結合間に
挟まれたメチレン基の水素が引き
抜かれて脂質ラジカル（R・）が
生じる。またオレイン酸では二重
結合の隣の炭素原子につく水素が
離脱し脂質ラジカル（R・）が生
成する。さらに油脂中に微量含ま
れる過酸化物が分解してラジカル
を生成する場合がある。この際に
は共存する鉄，銅などの遷移金属
が反応を促進する。

　②　**連鎖反応**　　脂質ラジカル
が生成すると，空気中の酸素と結

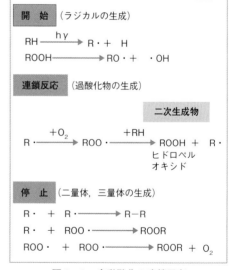

図5-4　自動酸化の連鎖反応

合してペルオキシラジカル（ROO・）になり，さらに未反応の不飽和脂肪酸の水素を引き抜いてヒドロペルオキシド（ROOH）と新しい脂質ラジカル（R・）を生成する。生成したヒドロペルオキシドは分解してアルコキシラジカル（RO・）やヒドロキシラジカル（HO・）を生成するので，反応は急速に進行し油中にヒドロペルオキシドが蓄積する。この反応を**連鎖反応**という。

③　**停　止**　　未反応の不飽和脂肪酸が少なくなり，ラジカル同志が結合すると反応は停止する。この際，二量体や三量体といった重合物が生成し，分子量が大きくなるので，油脂の粘度は高くなる。

2）光増感酸化

牛乳に含まれているリボフラビンや，緑色のオリーブオイルに含まれるクロロフィル，またクロロフィルより生成するフェオフォルバイド等は，光を吸収するとエネルギーの高状態に励起して活性化される。これを**光増感**といい，こうした物質を**光増感剤**という。光増感剤は，その励起エネルギーを酸素に与えて活性酸素とし，これが脂質を酸化して過酸化脂質を生成する。そこでこの酸化反応を**光増感酸化**という。

牛乳や乳製品，オリーブオイル等を保存するときは，直射日光や蛍光灯の紫外線が当たらないような暗所に置くことが必要である。また，フェオフォルバイドの多い漬物等を多量に食べ，日光に当たると光過敏症を発症する。

3）酵素による酸化

大豆，エンドウ等の豆類や小麦，大麦等の穀類に含まれるリポキシゲナーゼは，リノール酸等のポリエン酸に作用してヒドロペルオキシドを生成する（図5-5）。

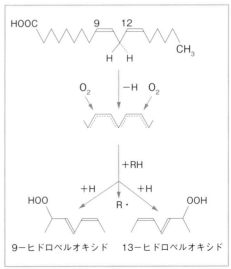

図5-5　リノール酸の自動酸化機構

大豆から豆乳を製造する際に，リポキシゲナーゼが働くとヒドロペルオキシドが生成し，これが分解してヘキサナールを主体とする異臭（豆乳臭）を生じる。そこで豆乳を製造する際には，大豆を摩砕前に加熱し，酵素を失活させる。ビール製造の際，大麦のリポキシゲナーゼが働くとビールに老化臭がつき，泡もち性も低下する。そこでリポキシゲナーゼ欠損大麦が開発されている。

4）組織変敗

　冷蔵した牛肉の脂質は，酸化される速度が遅いが，加熱した牛肉の脂質は急速に酸化される。これは脂質構成成分の中のリン脂質（不飽和脂肪酸含量が多い）が，加熱によりミオグロビンのヘム色素より生成したヘマチン鉄（Fe^{3+}）の触媒作用で自動酸化が激しく起こるためである。同じような現象は，赤身魚の血合肉でもみられ，**組織変敗**とよばれる。

5）熱酸化重合

　油脂を高温（180℃以上）で空気と接触させると激しい酸化反応が起こり，不飽和脂肪酸だけでなく飽和脂肪酸も酸化される。この反応を**熱酸化**（thermal oxidation）といい，重合と分解を伴う。この温度ではヒドロペルオキシドの生成速度よりも分解速度のほうが速いため，ヒドロペルオキシドの分解物や重合物が多数生成する。

（2）分解・重合

　種々の反応で生じた油脂のヒドロペルオキシドは，不安定な物質であり，加熱により分解されアルデヒド類，ケトン類，カルボン酸，エポキシド，炭化水素，ラクトン等を生じる（図5-6）。カルボニル化合物や炭化水素は油脂の不快臭の原因となる。身欠きニシンの苦味やえぐ味は，ヒドロキシ酸によるものである。大豆油を室温で放置すると数日でいやなにおいを発生することがある。これを**戻り臭**（revertion flavor）という。これは自動酸化の初期に，大豆油中に多いリノール酸が酸化されて生じた2-ペンチルフラン，2,4-ヘプタジエナール，3-ヘキセナール等が原因物質といわれている。

　またアルコキシラジカルは他のラジカルと反応すると，二量体や三量体，エ

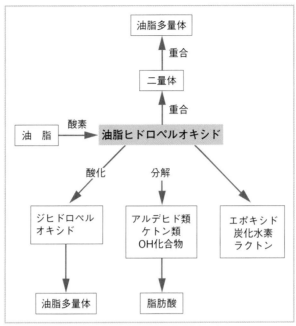

図5-6　油脂ヒドロペルオキシドの変化

表5-3　フライ油の変化

時　間	酸　価	ヨウ素価	過酸化物価	カルボニル量 (mmol/10g)
0（原料油）	0.07	101.7	13.2	0.101
5	0.05	97.1	21.2	0.837
10	0.83	90.6	22.9	3.074

ポキシド結合をもつ多量体等の重合物を生成する。このような油脂は使用時，細かい泡（カニアワ）が立ち，目やのどを刺激するアクロレイン等を含む。

（3）脂質酸化の防止

　油脂の酸化を防止するためには，油脂の酸化に影響する因子，光，温度，空気，金属，酵素等を制御することが必要である。

1）光

油脂に含まれるクロロフィルのような光増感物質は，光により活性化され，過酸化脂質を生成する。そこで油脂は，缶か着色瓶に入れ暗所に保存する。

2）温　　度

油脂の自動酸化は，温度が高いほど進みやすいので，油脂はできるだけ冷所に置く。

3）空　　気

油脂は空気に触れると，酸化が進むので，保存の際は空気と接触する面積が小さい容器に入れる。また，油で調理したスナック菓子等は，酸素が透過しない包装容器に入れ，真空包装や窒素ガス充填をする。脱酸素剤を利用する場合もある。魚の冷凍品では，魚体を氷の被膜（グレーズ）で覆い，油の酸化を防止している。

4）金　　属

油脂の中に含まれる微量の鉄や銅等の金属は，油脂の酸化を促進するので，金属キレート剤を添加して酸化を防止する。

5）酵　　素

酵素は，加熱処理により失活させて酸化を防止する。

6）抗酸化剤の添加

抗酸化剤には，次のようなものがある。

・ラジカル捕捉剤として機能するもの

・活性酸素除去剤（一重項酸素$^1O_2$クエンチャー）として機能するもの

・過酸化物分解剤として機能するもの

・酵素阻害剤として機能するもの

ラジカル捕捉剤は，アルコキシラジカルやペルオキシラジカルに水素ラジカルや電子を与えて安定な物質にするもので，フェノール性抗酸化剤等がある。

活性酸素除去剤は一重項酸素$^1O_2$のエネルギーを消去して安定な$^3O_2$にするもので，β-カロテン，トコフェロール，アミン類，金属キレート剤等がある。

また，抗酸化剤は，合成抗酸化剤と天然抗酸化剤に分類される。ブチルヒド

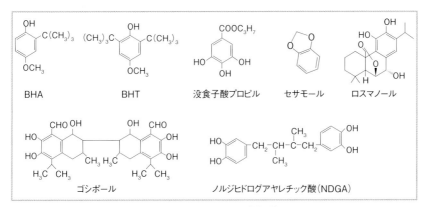

図5-7　種々の抗酸化物質

ロキシアニソール（BHA），やブチルヒドロキシトルエン（BHT），没食子酸プロピルなどはラジカル供与型の合成抗酸化剤で熱安定性が高く，食品添加物として用いられている（図5-7）。これらはいずれもフェノール性水酸基をもつ物質である。しかし，BHAやBHTは発がん性の疑いが指摘されている。

　天然抗酸化剤では，トコフェロールがよく使われる。トコフェロールは小麦胚芽油，豆類，緑葉等に含まれる。トコフェロール1分子は，水素ラジカル1個をフリーラジカルに供与し，自身は安定なトコフェロキシラジカルとなり，共鳴構造で安定化する。トコフェロールにはα, β, δ, γの異性体があるが，抗酸化力は$\delta > \gamma > \beta > \alpha$の順である。

　大豆油では，α-トコフェロールの濃度が400〜600ppmで油脂の酸化を最も効果的に抑制できるが，それ以上の濃度では油脂の酸化防止効果が減少する。トウモロコシ油の（O/W）型エマルションでも，α-トコフェロールの濃度が高濃度になると，ヒドロペルオキシドの生成が促進される。一方ヒドロペルオキシドの分解物のヘキセナールの生成は，α-トコフェロールの濃度に比例して減少する。γ-トコフェロールは，トウモロコシ油の（O/W）型エマルションで，トコフェロールの添加濃度が高濃度になっても酸化促進作用はみられない。またδ-トコフェロールは，トウモロコシ油（バルク系）に1,000〜2,000ppm

加えても酸化促進作用はない。

　ゴマには，セサモールが含まれる。茶葉中のカテキンやコーヒー中のクロロ
ゲン酸も抗酸化作用を示す。

　香辛料は，抗酸化成分や抗菌成分を含むものが多い。クローブやナツメグの
精油にはオイゲノールが，タイムの精油にはチモール，ローズマリーにはロス
マノールが含まれる。これらはフェノール性水酸基をもち，抗酸化性を示すが，
中でもローズマリー抽出物は，植物油以外にイコサペンタエン酸，ドコサヘキ
サエン酸を多く含む魚油や加熱油に対し比較的強い酸化防止効果を示す。

　また，ユソウボク樹脂のグアヤク脂とクレオソートブッシュのノルジヒドロ
グアヤレチック酸（NDGA）は，抗酸化剤として油脂やバターへの添加が認め
られている。

　アスコルビン酸，クエン酸，リン酸，酒石酸などは，抗酸化剤と併用すると，
その抗酸化力を著しく高める。このような物質を**シネルギスト**（synergist：相
乗剤あるいは共力剤）という。シネルギスト自体は，抗酸化力をもたないか，
あっても弱い。アスコルビン酸は，水素ラジカルを放出した後の共役塩基が共
鳴構造を形成するので，水素ラジカル供与型の酸化防止効果を示す。さらにト
コフェロールとともに用いると，トコフェロールラジカルを元に戻し，抗酸化
力を強める働きがある。一方アスコルビン酸が酸化促進作用を示す場合もある。
アスコルビン酸が 3 価の鉄イオン（Fe^{3+}）と共存すると，3 価の鉄イオン
（Fe^{3+}）は還元されて 2 価の鉄イオン（Fe^{2+}）になる。2 価の鉄イオン
（Fe^{2+}）は 3 価の鉄イオン（Fe^{3+}）よりもヒドロペルオキシドの分解作用が強
いため，酸化促進作用を示す。

　またシネルギストには，クエン酸，リン酸，フィチン酸，アミノ酸，リン脂
質のように金属イオンと結合して触媒機能を不活性化させるキレート剤として
働くものもある。

4．成分間相互作用

（1）たんぱく質と脂質

　たんぱく質は疎水性と親水性のアミノ酸によって構成されており，その配列によりいわゆる両親媒性の構造を有している。したがって，たんぱく質は気／液，液／液または固／液界面に結合し界面活性作用を示す。乳においては乳脂肪が水に分散，バターでは乳脂肪に水が分散しているが，どちらもカゼイン等の乳たんぱく質の乳化作用によっている。マヨネーズができる際の乳化作用はレシチンによるとされているが，卵黄のたんぱく質も重要な役割をもっている。また，たんぱく質水溶液が起泡性に富むことはよく知られているが，これはたんぱく質が界面活性を有しているためである。

　豆乳中の大豆脂質も乳化分散している。大豆の種子中で油脂は小胞体となって**オイルボディ**という塊を形成している。オイルボディは周囲をリン脂質（レシチン）の二重層に囲まれており，これにオレオシンという乳化安定性の強いたんぱく質が結合している。大豆を磨砕して水抽出した豆乳中では，オイルボディの大部分はオレオシンの働きでグリシニンなどの大豆たんぱく質と結びついて巨大粒子を作っている。オレオシンは熱に安定で，豆乳中の脂質は再加熱などによって分離することがなく，長期保存でも極めて安定である。豆乳を加熱してできる湯葉は気／液界面に，疎水性部分を気体側にして大豆たんぱく質が整列して膜を作り，そこにオイルボディが包摂されて形成される。

　手延そうめんは10月～3月に製めん工程が行われ，乾燥されためんは木箱に詰められ，梅雨期を過ぎるまで倉庫内に貯蔵されて，はじめて製品として完成するが，この貯蔵工程を“厄”とよぶ。この厄においては，めんのかたさは大きく，凝集性は小さくなり，し好性が増加する。これは，そうめんに塗布した綿実油等の油脂が遊離脂肪酸に分解され，たんぱく質に作用して物性を変化させるためとの説がある。一方，遊離脂肪酸はめんのアミロースと複合体を形成し，めんをゆでる際のデンプンの膨潤が抑制されるためであるとの説もある。

（2）たんぱく質と炭水化物

1）冷凍すり身

　スケトウダラは鮮度低下が早く，また冷凍後解凍するとスポンジ状になり加工品の原料として不適となる。このため外洋で捕れたスケトウダラは冷凍して運べないため，かまぼこや魚肉ソーセージなどの練り製品の材料としてほとんど利用されなかった。これは，すり身の主成分である筋原線維たんぱく質のミオシンやアクチンが冷凍により変性するためである。これにより，塩摺（しおずり）による肉糊（にくのり）のゲル化が阻害され，練り製品ができないのである。これに対し，1960年に画期的な冷凍すり身の技術が開発された。これは水洗したすり身に，魚肉重量の7～8％程度のショ糖やソルビトール等の糖類と0.2～0.3％の重合リン酸塩を添加して冷凍するものである。これにより解凍後の筋原線維たんぱく質の変性が防止され，スケトウダラの練り製品への利用が非常に促進された。

　未変性のたんぱく質はその周囲に複数の水の層（水和層）を有するが，冷凍すると周囲の氷結晶の成長に伴いこれが破壊され，最終的にたんぱく質が変性する。糖類の冷凍変性防止効果は，筋原線維たんぱく質の表面に存在する多層吸着水の層に，分子構造中に多数の水酸基（-OH）を有する糖類が溶解することで，水和層を安定化し，変性を妨げていると考えられている。

2）かまぼこ，ハム，ソーセージとデンプン

　デンプンはかまぼこの弾力の付与，食味の改善など，無デンプン製品を除いて3～20％程度添加されている。かまぼこ製品におけるデンプンの効果は，弾力の補強効果である。この効果はあらかじめ糊化したデンプンを添加しても現れず，生デンプンに効果があることから，デンプン粒の糊化による吸水力に由来していると考えられている。すなわち，かまぼこ製造時の加熱の際に，かまぼこに添加したデンプンは，魚肉たんぱく質から遊離してくる水分を吸収しながら糊化し，デンプン粒は膨潤するとともに魚肉たんぱく質は水分を離し濃縮される。かまぼこの弾力はたんぱく質濃度に依存するため，デンプンを添加することにより弾力が強くなると考えられている。プレスハムやソーセージには肉の結着性を増すためのつなぎとしてデンプンが使われる。

（3）脂質と炭水化物

1）アミロース・脂質複合体

　デンプンの成分であるアミロースやアミロペクチンのα-1,4結合による直鎖部分は約6個のグルコースで1巻きするらせん構造を有している。このらせんの内側は疎水性であり，脂質の脂肪酸が入り込んでヘキサンやジエチルエーテルでは抽出できない，強固な複合体を形成する。この複合体の形成は直鎖構造の長いアミロースで著しいが，アミロペクチンでも起こっている。また，不飽和脂肪酸は分子に折れ曲がりがあり，複合体を形成しづらく，飽和脂肪酸は形成しやすい。ジャガイモデンプンはほとんど脂質を含まないが，穀物デンプンは0.5％程度含み，その大部分が複合体を形成する遊離脂肪酸である。脂質と複合体を形成したアミロースはらせん構造のほぐれが抑制されるため，糊化の進行が抑制される。また，糊化状態から再結晶化によって起こる老化も，立体障害などにより抑制されるといわれる。先述した手延そうめんの厄現象は，生成した遊離脂肪酸がアミロースと複合体を形成して起きる現象であるとの説明もなされている。すなわち，脂肪酸がアミロースと複合体を作り，デンプン粒の膨潤を抑制してアミロース分子の溶出を抑え，その結果，厄後のめん粉末糊はゲルを形成しにくく，時間経過による物性変化が起こりにくくなるためであるとされる。この他にも，インスタントマッシュポテトでは脂質を添加すると過度の糊化による粘りの生成が抑制され，さらさらした製品が得られる。

2）乳化剤によるパンの老化抑制

　パンの製造によく使われている乳化剤として，蒸留したモノグリセリドがある。このモノグリセリドは，多くは乳化以外の目的で使われており，老化防止剤・ソフナー・生地調整剤としての用途が中心である。パンの焼成や老化との関係は，小麦粉に対し0.2〜1％添加された飽和脂肪酸モノグリセリドがデンプン粒表面に溶出するアミロースと複合体を形成し，デンプン粒を保護すると同時に内部に浸透して結晶アミロースやアミロペクチンとも複合体を形成する。これにより焼成後のデンプン粒周辺のアミロースのゲル化が抑制され，冷却してもやわらかさが維持される。また，放置した場合，デンプン粒内のアミロー

スやアミロペクチンの結晶化が抑制され，老化が防止される。

3）増粘多糖類による乳化安定

　食品のテクスチャーの保持，懸濁しているものの分散，乳化液・乳濁液の安定化，氷晶の安定化，食品の保湿・保水・結着など，その状態を安定化させる目的で使用される食品添加物が安定剤である。

　懸濁安定効果とは，溶液中に含まれる不溶性成分が均一に分散した状態を保持する作用をさすが，液中に浮遊している沈降性の物質だけでなく，液よりも比重の軽い物質の浮上も防止している。粒子の沈降速度は一般的には，粒子が小さいほど，粒子と液体の比重差が小さいほど，また液体の粘度が高いほど，遅くなる。つまり，多糖類のもつ粘度を付与する効果は不溶性の粒子の懸濁状態を安定化させる。

　多糖類は乳化を安定化する効果も有する。乳化粒子は，自由に動き回ることで，他の粒子と接着してより大きな粒子となったり，乳化粒子が液中で上昇や沈降することで溶液内が不均一な状態となるクリーミングにより不安定化する。**増粘多糖類**は，分散している乳化粒子を粘性や多糖類の作る網目状ネットワークで自由に動けなくすることで安定化させる。また，多糖類が溶液中に分散している乳化粒子の表面に保護膜を形成することで，乳化粒子同士が結合して巨大化することを防ぎ，安定化する。このような働きは，液中の泡沫の安定化も同様に行うため，乳化安定化だけではなく，泡沫安定化も付与する。

　多糖類が水に溶解すると，水分子が水酸基等に束縛される。これらの結合水は凍りにくく，また凍った場合にも大きな塊とはならず，きめ細かな氷の結晶となる。多糖類による氷結晶安定効果はこうしたことが原因と考えられる。氷結晶の大きさは，アイスクリームの食感に大きく影響を及ぼす要素の1つである。氷結晶の大きさを増粘多糖類でコントロールすることにより，アイスクリーム組織を滑らかにし，保型性をよくし，空気の混入量（オーバーラン）をコントロールし，冷涼感や口溶けになめらかな食感を与えることが可能となる。

6

食 品 機 能

★ **概要とねらい**

　食品は，栄養性の一次機能，嗜好性の二次機能，生体調節機能の三次
機能を有している。近年の生活習慣病の増加，医療費の上昇を背景に，
国民の健康の維持・増進が喫緊の課題となり，食事による健康維持や疾
病予防への関心が高まり，食品の三次機能が注目を集めている。このよ
うな背景のもと，三次機能に着目した多くの健康食品，機能性食品が市
場に出されており，消費者が安心して利用できるように制度整備が進め
られている。

　食品を適切に摂取して健康の維持・増進・回復を目的とした食品とし
て，食品衛生法で定められた保健機能食品，健康増進法で定められた特
別用途食品があり，これらの表示は食品表示法で規制されている。

　本章では，これらの制度について解説するとともに，個々の食品の生
体調節機能・健康機能やその関与成分について解説する。

205

1. 食品機能の概念

　食品は３つの機能を有している。一次機能は栄養性であり，エネルギーおよびたんぱく質，脂質，糖質，ビタミン，無機質といった必要な栄養素を補給して生命を維持する機能である。二次機能は嗜好性であり，色，味，香り，歯ごたえ，舌触りなど食べたときにおいしさを感じさせる機能である。三次機能は生体調節作用であり，生体防御，体調リズム調節，老化制御，疾病の防止と回復，免疫機能の増強，肥満防止など，生体を調節する機能である。近年，生活習慣病の増加，医療費の上昇を背景に，食事による健康維持，疾病予防への関心が高まり，食品の三次機能が注目を集めている。そして，第三次機能に着目した多くの健康食品，機能性食品が市場に出されており，消費者が安心して利用できるように制度整備が進められている。

2. 機能性食品

(1) 保健機能食品

　食品の三次機能に着目した食品表示の制度として，保健機能食品制度がある。2001（平成13）年，厚生労働省は食品衛生法を改正して，保健機能食品制度を創設し，「栄養機能食品」と「特定保健用食品」とを合わせて保健機能食品とした。保健機能食品制度は，消費者が安心して食生活の状況に応じた食品の選択ができるよう，適切な情報提供をすることを目的とした制度である。保健機能食品制度は，国が設定した一定の基準を満たした食品を，医薬品や一般食品と区別して，保健機能食品として認知する制度である。これらの食品は医薬品ではないので疾病の予防・治療をうたうことはできない。2015（平成27）年に**食品表示法**が施行され，新たに「機能性表示食品制度」が制定され，「機能性表示食品」も保健機能食品に組み込まれた。したがって，保健機能食品には，栄養機能食品，特定保健用食品，機能性表示食品がある（図6‐1）。

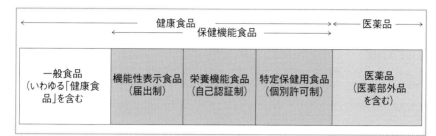

図6-1　保健機能食品の分類

1）栄養機能食品

栄養機能食品は，身体の健全な成長，発達，健康の維持に必要な栄養成分（無機質，ビタミン等）の補給・補完を目的としたもので，高齢化や食生活の乱れなどにより1日に必要な栄養成分を摂取できない場合に，栄養成分の補給・補完の目的で摂取する食品である。栄養機能食品では，ある栄養素について定められた量の上限量および下限量の基準を満たしている場合には，国（消費者庁）への許可申請や届出の必要がなく，その栄養成分について機能を表示して製造販売することができる。現在，13種類のビタミン（ビタミンA，B_1，B_2，B_6，B_{12}，C，D，E，K，ナイアシン，ビオチン，パントテン酸，葉酸）と6種類の無機質（カルシウム，鉄，銅，亜鉛，マグネシウム，カリウム），n-3系脂肪酸について機能の表示が認められている（表6-1）。栄養機能食品の表示は，特定保健用食品のようにそれぞれの商品を個別に国が審査したものではなく，あくまでも国が定めた基準に合っていれば，製造業者が自らの責任で表示することができることが，特定保健用食品と大きく異なるところである。

2）特定保健用食品

特定保健用食品は「食生活において特定の保健の目的で摂取する者に対し，その摂取により当該保健の目的が期待できる旨の表示をする食品」と定義され，ある特定の食品成分の保健の用途が表示できる。特定保健用食品の許可要件として，①食生活の改善が図られ，健康の維持増進に寄与することが期待できるものであること，②保健の用途の根拠が医学的，栄養学的に明らかにされていること，③ヒトにおける有効性と安全性が確認されていること，④保健の用途

表6-1　栄養機能食品の表示対象となる栄養成分と機能

成　　分	機　　能
n-3系脂肪酸	n-3系脂肪酸は，皮膚の健康維持を助ける栄養素です。
亜鉛	亜鉛は，味覚を正常に保つのに必要な栄養素です。亜鉛は，皮膚や粘膜の健康維持を助ける栄養素です。亜鉛は，たんぱく質・核酸の代謝に関与して，健康の維持に役立つ栄養素です。
カリウム	カリウムは，正常な血圧を保つのに必要な栄養素です。
カルシウム	カルシウムは，骨や歯の形成に必要な栄養素です。
鉄	鉄は,赤血球を作るのに必要な栄養素です。
銅	銅は，赤血球の形成を助ける栄養素です。銅は，多くの体内酵素の正常な働きと骨の形成を助ける栄養素です。
マグネシウム	マグネシウムは，骨や歯の形成に必要な栄養素です。マグネシウムは，多くの体内酵素の正常な働きとエネルギー産生を助けるとともに，血液循環を正常に保つのに必要な栄養素です。
ナイアシン	ナイアシンは，皮膚や粘膜の健康維持を助ける栄養素です。
パントテン酸	パントテン酸は，皮膚や粘膜の健康維持を助ける栄養素です。
ビオチン	ビオチンは,皮膚や粘膜の健康維持を助ける栄養素です。
ビタミンA	ビタミンAは，夜間の視力の維持を助ける栄養素です。ビタミンAは，皮膚や粘膜の健康維持を助ける栄養素です。
ビタミンB$_1$	ビタミンB$_1$は，炭水物からのエネルギー産生と皮膚や粘膜の健康維持を助ける栄養素です。
ビタミンB$_2$	ビタミンB$_2$は，皮膚や粘膜の健康維持を助ける栄養素です
ビタミンB$_6$	ビタミンB$_6$は，たんぱく質からのエネルギー産生と皮膚や粘膜の健康維持を助ける栄養素です。`
ビタミンB$_{12}$	ビタミンB$_{12}$は，赤血球の形成を助ける栄養素です。
ビタミンC	ビタミンCは,皮膚や粘膜の健康維持を助けるとともに，抗酸化作用をもつ栄養素です。
ビタミンD	ビタミンDは，腸管でのカルシウムの吸収を促進し，骨の形成を助ける栄養素です。
ビタミンE	ビタミンEは，抗酸化作用により，体内の脂質を酸化から守り，細胞の健康維持を助ける栄養素です。
ビタミンK	ビタミンKは，正常な血液凝固能を維持する栄養素です。
葉酸	葉酸は，赤血球の形成を助ける栄養素です。葉酸は，胎児の正常な発育に寄与する栄養素です。

に関与する成分が定量的に把握できること，⑤日常的に食べられている食品であること，⑥食品または関与成分が専ら医薬品として使用されているものではないこと等が必要で，消費者庁長官の許可を受けるものである。

　特定保健用食品は，原則，商品ごとに消費者庁と食品安全委員会での審査に

より許可される個別評価型であるが，規格基準型の特定保健用食品もある。疾病リスク低減表示ができる特定保健用食品，条件付き特定保健用食品もある。

① **特定保健用食品（規格基準型）**　特定保健用食品としての許可実績が十分であるなど科学的根拠が蓄積されている関与成分について規格基準を定め，消費者委員会の個別審査なく，事務局において審査を行い許可する特定保健用食品である。認められている関与成分は食物繊維とオリゴ糖のみであり，その効果は「おなかの調子を整える」である。ただし，難消化性デキストリンについては，「おなかの調子を整える」とともに「食後の血糖値が気になる人に適する」，「血中中性脂肪が気になる人に適する」の効果も表示できる。

② **特定保健用食品（疾病リスク低減表示）**　食品成分の中で，医学的・栄養学的に疾病リスク低減効果が確立されているものについては，その表示が認められる。関与成分としてカルシウムと葉酸が認められており，カルシウムについては「骨粗鬆症のリスク低減」，葉酸については「新生児の神経管閉鎖障害低減」について表示することができる。

③ **条件付き特定保健用食品**　審査で求めている有効性の科学的根拠のレベルには届かないものの，一定の有効性が確認され，限定的な科学的根拠である旨の表示をすることを条件として許可された食品である。「○○を含んでおり，根拠は必ずしも確立されていませんが，△△に適している可能性がある食品です」と表示する。

3）機能性表示食品

機能性表示食品制度は，2015年の食品表示法施行に伴い制定されたものである。**機能性表示食品**は保健機能食品に含まれ，特定保健用食品や栄養機能食品に続く，第三の保健機能食品となる。これまで，食品の機能性について表示が認められていたのは「特定保健用食品」と「栄養機能食品」だけであり，それ以外の食品については，その機能について表示することができなかった。

機能性表示食品制度では，「安全性」や「機能性」について一定の条件をクリアすれば，企業や生産者の責任で，体の部位や機能が制限されることなく，表示できる。例えば，特定保健用食品では，特定保健用食品で認められている

表6-2　主な特定保健用食品の表示内容および保健機能成分

表示内容	保健機能成分
お腹の調子を整える食品	イソマルトオリゴ糖，ガラクトオリゴ糖，ポリデキストロース，キシロオリゴ糖，グアーガム分解物，サイリウム種皮由来の食物繊維，フラクトオリゴ糖，ラクチュロース，寒天由来の食物繊維，小麦ふすま，大豆オリゴ糖，低分子化アルギン酸ナトリウム，難消化性デキストリン，乳果オリゴ糖，ビフィズス菌，乳酸菌　等
血圧が高めの方の食品	カゼインドデカペプチド，わかめのオリゴペプチド，サーデンペプチド，ラクトトリペプチド，杜仲葉配糖体　等
コレステロールが高めの方の食品	キトサン，リン脂質結合大豆ペプチド，植物ステロールエステル，植物ステロール，低分子化アルギン酸ナトリウム，大豆たんぱく質，茶カテキン　等
血糖値が気になり始めた方に食品	L-アラビノース，グァバ葉ポリフェノール，難消化性デキストリン，小麦アルブミン
ミネラルの吸収を助ける食品	CCM（クエン酸リンゴ酸カルシウム），CPP（カゼインホスホペプチド），フラクトオリゴ糖，乳果オリゴ糖
血中中性脂肪や体脂肪が気になる方の食品	グロビンタンパク分解物，中鎖脂肪酸，茶カテキン，クロロゲン酸類，EPA，DHA，ベータコングリシニン，難消化性デキストリン
歯や歯ぐきの健康が気になる方の食品	マルチトール，パラチノース，茶ポリフェノール，エリスリトール，キシリトール，リン酸 - 水素カルシウム，フクロノリ抽出物（フノラン），リン酸オリゴ糖カルシウム　等
肌が乾燥しがちな方の食品	グルコシルセラミド
骨の健康が気になる方の食品	大豆イソフラボン，乳塩基性たんぱく質，フラクトオリゴ糖，ビタミンK$_2$（メナキノン-7，メナキノン-4），カルシウム　等

（日本健康・栄養食品協会「特定保健用食品とは」より作成）

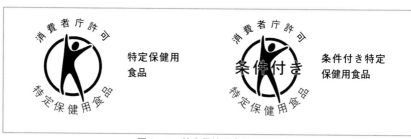

図6-2　特定保健用食品の証票

表示可能部位は「歯，骨，お腹」だけであるが，機能表示食品では，それら以外の部位について表示することができる．機能についても特定保健用食品では認められていない「疲労」「ストレス」「睡眠」などの表示が可能になる．機能

性関与成分が特定でき，作用するために効果的な量を摂取することができるのであれば，生鮮食品や農産物にも機能性表示は可能となり，β-クリプトキサンチンの多い温州ミカンや大豆イソフラボンの多い大豆モヤシのような生鮮物も機能性表示食品となっている。機能性表示食品を販売する企業や生産者は，その根拠となる研究データ，論文，総説のいずれかを消費者庁に届けるとともに公表する義務がある。このことにより，消費者は自分の選んだ機能性表示食品について，そのメカニズムを確認したり調べることができる。

（2）特別用途食品

特別用途食品は，乳児，妊産婦・授乳婦，病者など，医学的あるいは栄養学的な面からの配慮が必要な対象者に対し，発育や健康の維持・回復に適している「特別の用途の表示が許可された食品」のことである。特別用途の表示をするためには，健康増進法，食品表示法に基づく内閣総理大臣の許可（消費者庁長官名の許可）を受けなければならない。特別用途食品のうち，許可基準のあるものはその適合性を審査し，許可基準がないものは個別に評価が行われる。特別用途食品には，病者用食品，妊産婦・授乳婦用粉乳，乳児用調製乳，えん下困難者用食品，特定保健用食品がある（図6-3）。特別用途食品は，特定保健用食品を除いて，原則，許可基準型である。

1）病者用食品

病者用食品は，病者に対する特別の用途に適する旨の表示をする食品で，許可基準型と個別評価型に分類される。病者用食品の許可基準型には，以下の種類がある。病者用食品は，医師に指示された場合に限って用いることができる。

　① **低たんぱく質食品**　　腎疾患など，たんぱく質の摂取制限を必要とする疾患に適する表示をする食品である。「本品はたんぱく質の摂取制限を必要とする疾患（腎疾患など）に適した食品です」等と表示したごはんやそばがある。

　② **アレルゲン除去食品**　　牛乳などの特定のアレルギーの場合に適する旨を表示する食品である。乳たんぱく質を予め分解した乳児用の調製乳がある。表示の例としては「ミルクアレルゲン除去食品」などがある。

③　**無乳糖食品**　　乳糖不耐症，ガラクトース血症に適する旨の表示をした食品である。「乳糖やガラクトースを含まないように調製していますので，一般の育児用ミルクでは下痢や腹痛などの異常をきたす乳児にお使いいただけます」などの表示をした調製粉乳がある。

④　**総合栄養食品**　　疾患などにより，通常の食事では十分な栄養を摂ることができない者に適した食品で，食事から摂取すべき栄養素をバランスよく配合し，流動性を高めた食品である。基準は，①疾患などにより経口摂取が不十分な者の食事代替品として，液状または半固形状で適度な流動性を有していること，②定められた栄養成分の基準に適合したものであること，である。

⑤　**糖尿病用組合せ食品**　　糖尿病の食事療法として利用できるものであり，1食で完結するまたは主食を追加することで完結するものであること，すでに調理がされており，温めてまたはそのまま食することができる状態の食品であることが求められる。

⑥　**腎臓病用組合せ食品**　　腎臓病の食事療法として利用できるものであり，

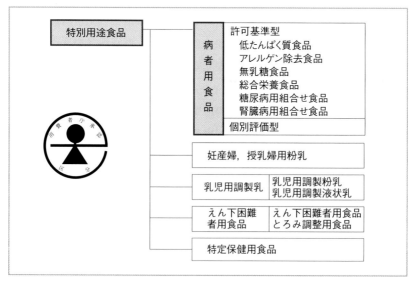

図6-3　特別用途食品の分類

１食で完結するまたは主食を追加することで完結するものであること，すでに調理がされており，温めてまたはそのまま食することができる状態の食品であることが求められる。

⑦　**個別評価型の病者用食品**　　特定の疾病のための食事療法の目的を達成するもので，許可の要件を満たしたものについて，専門の学識経験者によって，個別に科学的な評価を受ける必要がある。疾患に適する旨の表示をすることができる。医師に指示された場合に限り用いることができ，医師，管理栄養士等の相談，指導を得て使用することが適当である。なお，食事療法の素材として適するものであって，多く摂取することによって疾病が治癒するというものではない。潰瘍性大腸炎患者用食品，低リン食品，経口補水液等がある。

2）妊産婦，授乳婦用粉乳

妊産婦，授乳婦用粉乳は，妊産婦と授乳婦の栄養補給に適した食品である。「本品は，妊婦・授乳期の女性のためのミルクです」などと表示される。

3）乳児用調製乳

乳児用調製粉乳は，母乳の代替食品としての用に適する旨が表示された食品である。原料である牛乳を母乳の成分に近づけるため，栄養素を強化，低減して調製している。「乳児用調製粉乳」である旨の他，「赤ちゃんにとって，健康なお母さんの母乳が最良です。母乳が足りない赤ちゃんに安心してお使いいただけます」や「母乳は赤ちゃんにとって最良の栄養です。母乳が足りない赤ちゃんに安心してお使いいただけます」といった表示が義務づけられている。

また，2018（平成30）年８月より，乳児用調製液状乳の製造・販売が許可されている。

4）えん下困難者用食品

医学的，栄養学的見地から見てえん下困難者が摂取するのに適した食品であり，えん下困難者により摂取されている実績があり，えん下困難者用の食品としてふさわしい食品である。なお，2018（平成30）年４月より，とろみ調整用食品（えん下を容易にし，誤えんを防ぐ目的で液体にとろみをつけるためのもの）を含むこととなった。

3. 食 品 機 能

（1）抗酸化（活性酸素消去）機能

　活性酸素とは，エネルギーの高い酸素および
酸素の誘導体のことで反応性が高い。活性酸素
の消去は，多くの疾病の予防や老化の遅延にも
つながる。活性酸素はスーパーオキシド，ヒド
ロキシラジカル，一重項酸素，過酸化水素の4
つに大別される。通常，酸素は三重項で安定な
状態であるが，エネルギーを吸収して一重項酸
素になる。一重項と三重項とは反応しないため，
一重項酸素はほとんどが一重項である有機化合
物と高い反応性を示す。また，一重項酸素や過
酸化水素は，すべての電子が2個ずつの対であ
るが，**スーパーオキシドやヒドロキシラジカル**
は，酸素と同様，**不対電子**（対から外れた1個
の電子）がある（図6-4）。不対電子がある物
質を**フリーラジカル**とよぶが，他の物質から電
子を奪うため非常に強い酸化作用を有する。そ
の酸化作用はヒドロキシラジカルがスーパーオ
キシドより数十倍強い。ラジカルが細胞膜にお
いて自動酸化の引き金になる。

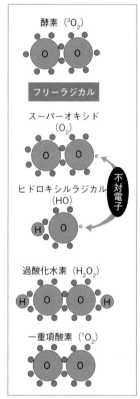

図6-4　活性酸素の種類

1）活性酸素の生成

　人間は，一日約500Lの酸素を体内に取り込み，その2%程度が活性酸素に
なるといわれる。活性酸素の発生原因を外的要因と内的要因から述べる。

　① **外的要因**　　外的要因として，紫外線や放射線，化学物質，金属イオン，
光がある。紫外線や放射線によって水の解裂，すなわち共有結合の切断が起こ

り，ヒドロキシラジカル，スーパーオキシド等ができる。化学物質では，タバコのカテコールやヒドロキノン，パラコート等の農薬やベンツピレン，石綿，ダイオキシン等の発がん物質がある。金属イオンでは銅や鉄の酸化還元反応によってラジカルを生成する。光では可視光線の照射により通常は蛍光や燐光になるが，色素などの光増感剤はエネルギーを放出せず他の物質に転化する。光増感剤には，クロロフィルに代表されるポリフィリン類やフラビン類であるビタミンB_2，カロテノイド類等がある。光増感剤により一重項酸素が発生する。

　②　**内的要因**　　生体内での酸素の利用はシトクロム（鉄イオンを含むたんぱく質）による電子伝達系を介する。例としてNADH，NADPHの反応があり，エネルギーの高い電子が最終的に酸素を還元して水を生成する。

　高等動物では，生命活動を行うエネルギー消費の大部分をミトコンドリアで行われる酸化的リン酸化に依存する。そこで発生するスーパーオキシドや過酸化水素は，スーパーオキシドジスムターゼ（SOD）やカタラーゼ等により消去されるが，一部系外に漏れ出る。脂質の代謝や毒物の解毒等を行うミクロソーム（小胞体）では，エネルギーを産生しないNADPH－P-450レダクターゼ（シトクロムP-450系）によりスーパーオキシドが発生する。白血球の1つである好中球や単球（マクロファージ）が，NADPHを基質としてスーパーオキシドを生じるNADPHオキシダーゼを用いて細胞表面や食胞内にスーパーオキシドや過酸化水素，・OHにより異物に対する殺菌や防御を行う。また，梗塞等の原因により一時的に血流が遮断されたのち解除されると，キサンチンオキシダーゼにより多量の活性酸素が発生し，臓器や組織に大きなダメージを与える。

　過酸化脂質は，活性酸素が発生する外的要因と内的要因のどちらにも関与する。食品や生体中の脂質が酸化され，過酸化物質が生成されるからである。例えば，食品中の油脂は温度，光，重金属イオン等を要因として自動酸化により過酸化脂質を生成する。また，体内に存在するリボフラビン（ビタミンB_2）やクロロフィルの酸化物であるフェオフォルバイドは光増感剤として作用し，過酸化脂質を生成する。大豆や穀類，野菜や果実，キノコ類等の食品に多く含まれ，プロスタグランジンやロイコトリエン等のイコサノイドの生成に関与する

リポキシゲナーゼによっても生成される。

2）活性酸素と生体

　細胞の基本的な成分であるたんぱく質は，活性酸素により特定のアミノ酸残基への酸化的修飾，ペプチド鎖の切断，重合等で細胞機能の低下を起こす。細胞内には遺伝情報に関わる核酸があり，活性酸素により正常なたんぱく質合成の阻害，細胞分裂の障害，遺伝障害をもたらす。放射線，被爆，薬物，タバコ等はDNAの切断が知られている。細胞膜には不飽和脂質があるため活性酸素の影響を受けやすく，**過酸化脂質**を作り出す。これは比較的寿命が長い活性酸素種であり，血流により体内の他部所に拡散する。がんの発症は，活性酸素と強い関係がある。多段階発がん説では，イニシエーションやプロモーションのいずれにも関与しているとされる。また，各種疾病の9割までは活性酸素によるといわれる。活性酸素による代表的な疾病について表6-3にまとめる。

表6-3　活性酸素による代表的な疾病

障害組織	代表的疾患
循環器	心筋梗塞，不整脈，動脈硬化，虚血再循環障害
呼吸器	肺炎，感染症，肺線維症（制がん剤副作用），パラコート中毒，喫煙障害，肺気腫，高酸素療法，インフルエンザ
脳神経系	脳浮腫，脳梗塞，脳出血，てんかん，脳血管攣縮，パーキンソン病，自律神経障害（Reilly現象），遅発性神経障害，脊髄損傷，神経原性肺浮腫
消化器	急性胃粘膜障害，胃潰瘍，潰瘍性大腸炎，クローン病，ベーチェット病，肝硬変，薬物性肝障害，肝移植病態，各種の黄疸病態，膵炎
血液系	【白血球系】慢性肉芽腫症，白血病，AIDS，敗血症 【赤血球系】異常ヘモグロビン症，ヘモクロマトーシス，薬物性貧血 【他の血液成分】高脂血症，血小板異常症
内分泌	糖尿病，副腎代謝障害，ストレス反応
泌尿器	糸球体腎炎，溶血性腎障害，薬物性腎障害，制がん剤の副作用
皮膚	火傷，日光皮膚炎，アトピー性皮膚炎，皮膚腫瘍
支持組織系	関節リウマチ，自己免疫疾患，膠原病
眼科	未熟児網膜症，網膜変性症，白内障，角膜腫瘍
腫瘍	喫煙による発がん，化学発がんとがん化学療法，放射線障害と放射線療法
医原性疾患	薬物障害，制がん剤の副作用（白血球減少症，ブレオマイシン肺線維症，アドリアマイシン心筋症，シスプラチン腎障害），光線療法（光増感剤），中心静脈栄養（セレン欠乏など），高酸素療法
環境汚染疾患	重金属障害，水俣病，喘息

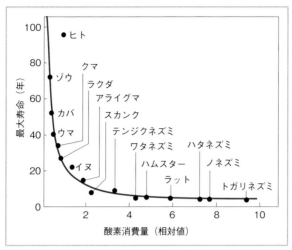

図6-5　酸素消費量と最大寿命

　老化では，動物の体重当たりの酸素消費量と最大寿命との関係を図6-5に示した。酸素消費量が多い動物は短命で，活性酸素の影響が推測される。

3）抗酸化物質

　抗酸化作用とは，活性酸素を消去することであり，そのような物質を**抗酸化物質**とよぶ。活性酸素は各種の疾病や老化，生体防御にも関与している。

　まず，抗酸化酵素があり，スーパーオキシドを不均化して過酸化水素にするSODがある。ミトコンドリアにはマグネシウムを有するSOD，細胞質には銅，亜鉛を有するSOD，細胞膜外には細胞外SODが存在する。カタラーゼやグルタチオンペルオキシダーゼは，過酸化水素を除去する酵素である。カタラーゼは肝臓や赤血球に多く，活性中心はヘムである。また，グルタチオンペルオキシダーゼはセレンを活性中心に還元型グルタチオンを補酵素としている。

　次に，抗酸化ビタミンであり，脂溶性のビタミンE，水溶性のビタミンCがある。ビタミンEは，トコフェロール類で自身がラジカルになるが共鳴によって安定化する。ビタミンCは，非常に酸化されやすく，水溶液中において一重項酸素の消去やラジカル除去を行う。

さらに，自然界には約750種のカロテノイドがあり，炭化水素系のカロテンと含酸素カロテノイドのキサントフィルがある。また，β-イオノン環をもつα-，β-，γ-カロテンやβ-クリプトキサンチン等は，ビタミンAに変換可能なので**プロビタミンA**ともよぶ。緑黄色野菜は，可食部100g当たりβ-カロテン当量を600μg以上含有していることを目安としている。トマトやピーマンは600μg未満であるが，摂取量が多いことから緑黄色野菜としてあげられている。特に，活性酸素の一重項酸素の消去には優れている。

　そして，ポリフェノールがある。**ポリフェノール**はフェノール性水酸基をもつ物質の総称である。苦味や渋味を有する。フラボノイドは，2つのフェニル基が3つの炭素を介して結合している。C_6-C_3-C_6を基本骨格とする植物色素は，イソフラボン，カテキン，アントシアニンがあげられる。フラボノイドは酸性側では無色だが，アルカリ側では黄色に発色する。小麦粉を加工するときに，うどんと異なりラーメンは黄色になる。その理由は，炭酸カリウムや炭酸ナトリウムの混合物によってアルカリ側になるためである。アントシアニンは，金属イオンと錯体を形成することで安定な色となる。ナス漬けにミョウバンあるいは鉄を加える理由も同じである。

（2）消化吸収促進と代謝改善機能

　食物は，口から摂取し，口腔，食道，胃，小腸，大腸で消化吸収され，肛門より排泄される。**消化**とは，消化管に取り入れられた栄養素を吸収できる状態にすることであり，**吸収**とは消化された栄養素を消化管の吸収上皮細胞を通して血管またはリンパ管内に取り入れることである。

　吸収は腸管上皮で行われるが，その経路は能動輸送系（トランスポーターを介した輸送系とトランスサイトーシス）と受動拡散系に大別される。**能動輸送系**では，トランスポーターを介してグルコース，ペプチド，アミノ酸，ビタミンCが吸収される。また高分子を吸収するトランスサイトーシスとして免疫グロブリンがある。**受動拡散系**では脂質，脂溶性ビタミンやカロテノイドなどは胆汁酸によりミセル化され取り込まれる。また，腸管上皮細胞のタイトジャンク

ションよりある種の無機質や糖などが吸収される。

　無機質は，食事成分によって吸収が阻害されやすい。無機質の摂取量をみると，カルシウムは摂取基準を満たしたことがなく，鉄は不足する傾向である。そこで，カルシウム吸収を助けるものとして，カゼインホスホペプチド（CPP），クエン酸リンゴ酸カルシウム（CCM），フルクトオリゴ糖（FOS）等がある。α-とβ-があるCPPは，牛乳中のカゼインから得られる。カルシウムや鉄等の無機質は，食物繊維やフィチン酸との結合で吸収ができなくなるが，CPPはカルシウムや鉄とあらかじめ結合していると可溶化し，食物繊維等の影響を排除できる。CCMは，広範囲のpHでカルシウムの溶解性を高め，骨の形成促進や骨重量の減少緩和，鉄の吸収阻害の緩和に役立つ。食感として一般的なカルシウムのざらつき感やヒリヒリ感がなくなる。FOSは，スクロースに1〜3個のフルクトースが結合したオリゴ糖で甘味料として利用される。食事の際にカルシウムやマグネシウムの吸収を促進するため，テーブルシュガーとして利用される。また，ビフィズス菌の増殖にも役立つ。

　また，ミネラルの代謝改善機能食品として，大豆イソフラボン，乳塩基性たんぱく質（MBP：milk basic protein），ビタミンD，ビタミンK，ポリデキストロースがある。大豆イソフラボンはエストロゲン様作用を示し，ゲニステインやダイゼインの含量が高く，骨粗鬆症や各種のがん，虚血性心疾患等の予防効果がある。MBPは，牛乳中に微量に含まれる塩基性たんぱく質であり，破骨細胞の働きを調節して骨からのカルシウムの損失を抑制する。さらに，骨芽細胞の増殖を促進して骨の形成促進をする。ビタミンDの中で，活性型ビタミンD（$1,25-(OH)_2-D_3$）は，腸管からのカルシウム吸収を促進すると同時に骨代謝に重要なホルモンである。小腸におけるカルシウムの吸収は，カルシウム結合たんぱく質によって行われるが，活性型ビタミンDはカルシウム結合たんぱく質を増加させることがわかっている。ビタミンKは，従来血液凝固に唯一関与する物質と考えられていたが，骨作用もあることがわかってきた。骨に多いたんぱく質はコラーゲンであるが，次にオステオカルシンが多く，ビタミンKによって石灰化を調節する。ブドウ糖，ソルビトールおよびクエン酸によっ

て生成されるポリデキストロースも，小腸におけるカルシウムの吸収増加と骨の効果を促進することが明らかになっている。

（3）難消化，吸収阻害および微生物活性機能

難消化性成分として，糖アルコール，オリゴ糖および食物繊維がある。

糖アルコールは，単糖の一位のカルボニル基を還元することによって生成する多価アルコールである。グルコース，キシロース，マルトースを還元するとソルビトール，キシリトール，マンニトールになる。これらは甘味があるが，腸内であまり吸収されず，小腸内での加水分解や吸収速度が遅い。また，血糖値の上昇は少なく，血清インスリンの分泌を刺激しない。そのため，吸収ならびに代謝されにくい。さらに，ミュータンス菌などの口腔内細菌による酸生成の基質にならず，グルカンの合成を抑える。低エネルギー甘味料，低う蝕性甘味料として利用されている。

難消化性オリゴ糖は，便秘の解消や腸内環境を整える。エネルギーやグリセミックインデックス（GI）値が低く，マルトオリゴ糖やシクロデキストリン，マルチトール，ニゲロオリゴ糖，トレハロース等のデンプン系，フルクトオリゴ糖，ラフィノース，スタキオース等のスクロース系，ガラクトオリゴ糖，ラクチュロース等のラクトース系，そしてキシロオリゴ糖，アガロオリゴ糖，キチン・キトサンオリゴ糖等があげられる。特定保健用食品（トクホ）の「おなかの調子を整える食品」関与成分の1つである。消化吸収されずに大腸まで届き，ビフィズス菌などの善玉菌によって発酵される。

フルクトオリゴ糖はヤーコン，アスパラガス，ニンニク，ゴボウ，タマネギなど野菜類やハチミツに含まれる。甘さは砂糖の約半分，カロリーも半分程度である。ゴボウやニラなどイヌリンを含んだ食物を摂取した際も，体内で分解されてフルクトオリゴ糖になる。ガラクトオリゴ糖は母乳や牛乳に含まれ，数少ない動物性のオリゴ糖である。乳糖の酵素反応によって生成される。ガラクトオリゴ糖は乳児の腸内のビフィズス菌を育てたり，子どもの成長促進のためにたんぱく質の消化吸収を補助することから，乳児の粉ミルクに配合される。

また，大人が摂取しても腸内の善玉菌の活性化につながる。甘さはフルクトオリゴ糖より低く，砂糖の2～3割である。乳糖から製造するため，牛乳の性質を一部受け継ぎ，アレルギーを引き起こす可能性がある。オリゴ糖を摂取すると腸内フローラのバランス変動などにより一過性の下痢が起こることがあるが，ガラクトオリゴ糖の場合はアレルギーの可能性を考える必要がある。ラフィノースは，フルクトオリゴ糖よりも甘さは弱い。ラフィノース含有食品として，ビート，アスパラガス，キャベツ等の野菜や大豆がある。ほとんどのオリゴ糖が酵素反応などで人工的に製造されるが，ラフィノースはビートから抽出，精製される天然抽出オリゴ糖である。ラフィノースは熱や酸に強く吸湿性がないため扱いやすいこと，医療用や乳児用粉ミルクにも使われる安全性の高さもあり，健康食品としての価値が非常に高い優良なオリゴ糖である。

　食物繊維は「ヒトの消化酵素で消化されない食物中の難消化性成分の総体」と定義される。食物繊維は化学的には難消化性の多糖類を主体とするが，現在の定義では多糖類以外で消化吸収されない物質全般まで含まれる。ただし，食物繊維はヒトの消化酵素では分解されないが，小腸下部や大腸に生息する腸内細菌により分解（発酵）を受け，プロピオン酸，酪酸等の有機酸を生成する。食物繊維の発酵により生成された有機酸は吸収され，主に大腸のエネルギー源として利用される。小腸内では高粘度による消化酵素の作用および食物成分の拡散の阻害が起こり，消化吸収を遅らせる作用を示す。この効果はデンプンや二糖類などの炭水化物の消化吸収に対しても認められる。これは，急激な血糖値の上昇を抑制し，インスリン分泌の増大を抑制することにつながる。

　食物繊維の摂取効果としては，便秘や大腸憩室症，大腸がんなどの消化管関連疾患の予防効果と，心疾患，糖尿病，胆石症，動脈硬化症などの代謝性疾患の予防効果がある。また，食物繊維は水溶性と不溶性に分けられる（表6-4）。食物繊維の摂取効果には，その物理的性質が強く関与している。**不溶性食物繊維**（セルロース，ヘミセルロース，リグニン，キチン，キトサン等）は消化管関連疾患の予防に，より効果的である。食事から摂取される食物繊維の約8割を占めるといわれ，消化管内では不消化物のかさを増加させ，消化管内通過時間を

表6-4　主な食物繊維と多く含む食品

種　類		多く含む食品
不溶性食物繊維	セルロース	野菜類，穀類，豆類，イモ類，キノコ類，海藻類
	ヘミセルロース	野菜類，穀類，豆類，イモ類，キノコ類
	キシラン	米，小麦，大麦，小麦フスマ
	マンナン	ヤシ胚乳部，アサクサノリ，ヤマイモ
	ガラクタン	サトイモ
	アラビノキシラン	米，小麦，大麦，小麦フスマ
	リグニン	野菜類，穀類，豆類，キノコ類，海藻類，ココア，小麦フスマ，ワカメ，ヒジキ
	キチン質	甲殻類，昆虫外骨格，キノコ類，菌類
	キチン	エビ・カニの甲殻，キノコ類
	キトサン	キノコ類，菌類
	海藻多糖類	テングサ，オゴノリ（紅藻類），
	寒天	ゼリー食品，ようかん
水溶性食物繊維	ペクチン	野菜類，果実類，イモ類
	ガラクツロナン	柑橘類，リンゴ，ニンジン，カボチャ
	グルコマンナン	コンニャクイモ
	植物ガム質	植物樹皮，種子，根
	グアーガム	グアー種子（マメ科）
	ローカストビーンガム	ローカストビーン種子（マメ科）
	カラヤガム	カラヤ樹液
	アラビアガム	アラビアガムノキ樹液
	海藻多糖類	コンブ，かじめ（褐藻類）
	アルギン酸	やはずつのまた（紅藻類），ゼリー食品
	カラギナン	
	合成多糖類	飲料
	ポリデキストロース	増粘剤，安定剤
	カルボキシメチルセルロース（CMC）	

短縮させるとともに，便通と排泄量・回数の増加をもたらす。**水溶性食物繊維**（ペクチン，植物ガム，粘性多糖，ポリデキストロース等）は水に溶けると非常に粘度の高い溶液となり，胃内において，さまざまな栄養素が高粘度を示す水溶性食物繊維に包みこまれた状態となり，小腸への移動が遅くなる。血糖値の急激な上昇を抑えたり，血中コレステロールを低下させる働きがある。

（4）脂質関連代謝機能

　脂質は，エネルギーが高く，体内に蓄積されることから敬遠されがちである，また，コレステロールも気にする人が多い。しかし，体内で必要な生理活性物質であるイコサノイドの原料となる。また，エネルギーを蓄積させない脂質もあり，十分なエネルギーを摂取できない人のための食材にもなる。

1）イコサノイド

　イコサノイド（エイコサノイド）とは，細胞内で普遍的にアラキドン酸をはじめとするイコサポリエン酸（IPA（イコサペンタエン酸）等）から酵素反応により生合成される生理活性物質である。赤血球などの無核細胞を除くすべての組織細胞において，炭素数20の多価不飽和脂肪酸から誘導されるプロスタグランジン，トロンボキサン，ロイコトリエンがある。短い半減期が特徴で，限定された範囲内でのみ超微量で局所ホルモン作用を示す。心臓，血管系において，プロスタグランジンをはじめ100種類以上のイコサノイドが見出されている。これは，高コレステロール食を摂取しているイヌイットに，心筋梗塞や狭心症等の虚血性心臓疾患や動脈硬化が少ないことから発見された。その作用機序については図6-6に示す。このため，イヌイットでは出血傾向が強く止血時間が長いことがある。また脳神経系において，ドコサヘキサエン酸（DHA）はヒトの光受容体や大脳皮質等の神経関連組織に局在していることから視覚や記憶に重要な役割があると考えられるが，その機能については解明されていない。

　以上のことから，DHAやIPAを含む魚の摂取だけでなく，ヒトは大豆油に含まれるn-6系のリノール酸と魚油等に含まれるn-3系のα-リノレン酸のどちらも合成できないため，食品からの多価不飽和脂肪酸の摂取が重要である。また，DHAとEPAなど合わせた必要量はエネルギー比率で0.5％程度が推奨されているが，日本人の食事摂取基準（2020年版）にはその記載がない。そして，n-3系とn-6系はバランスのよい摂取が重要であり，比率は4：1が目安である。さらに，飽和脂肪酸，不飽和脂肪酸，多価不飽和脂肪酸の目安の比率は3：4：3とされるが，同じく食事摂取基準には記載されていない。

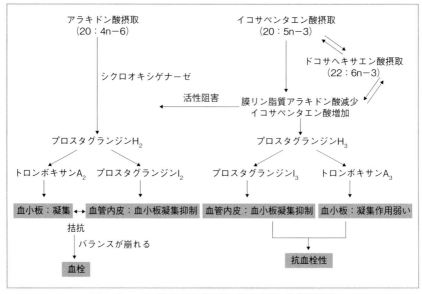

図6-6　イコサノイド（エイコサノイド）の作用機序

2）ジアシルグリセロール

　ジアシルグリセロールとは，グリセロールに脂肪酸が２つエステル結合した化合物で単純脂質に分類される。綿実油には9.5%，パーム油に5.8%含まれるが，食品には少ない。機能性として，血清トリアシルグリセロールの上昇抑制や体脂肪蓄積抑制効果等で，日常摂取する脂質が適正量である必要がある。

3）中鎖脂肪酸

　中鎖脂肪酸とは，炭素数8-12の飽和脂肪酸であり，天然ではアブラヤシの種子から抽出されるパーム核油やヤシ油（ココヤシ）に５〜10%，乳製品の脂肪分にも３〜５%，母乳にも存在する。一般に，脂肪酸は短鎖脂肪酸を除き細胞毒性を有し，生体内の脂肪酸はアルブミン等のたんぱく質との結合か，グリセロール等とエステル結合している。中鎖脂肪酸は，水になじみやすい特徴があり，糖などと同様に小腸から門脈を経由して直接肝臓に入り，分解される。長鎖脂肪酸と消化・吸収後の経路が異なるため，エネルギーを積極的に必要とする病者用食品や未熟児の栄養補給など医療用用途として有用性の把握が不可

欠である。さらに，介護現場では高齢者のたんぱく質エネルギーの低栄養状態（PEM，protein energy malnutrition）の改善に役立っている。

4）コレステロール吸収と代謝の調節

コレステロールの吸収と代謝に影響する物質は，植物性ステロール，大豆たんぱく質，リン脂質結合大豆ペプチド，茶カテキン，ブロッコリー・キャベツ由来アミノ酸，乳清分解ペプチドがある。植物性ステロールは，大豆たんぱく質，リン脂質結合大豆ペプチド，茶カテキンには血圧低下作用のほか，α-アミラーゼ阻害作用や小腸スクラーゼ阻害作用もあり，糞便中に排泄される全脂肪量やコレステロール量の増加等より，コレステロールの低下作用が報告されている。ブロッコリー・キャベツに含まれるSMCS（S-メチルシステインスルホオキサイド）の血中コレステロール濃度低下作用は，特定保健用食品の機能性成分として認められている。乳清分解ペプチドとして，乳清β-ラクトグロブリンのトリプシン加水分解物であるラクトスタチンはコレステロールの分解に寄与することが明らかになっている。

（5）酵素阻害，酵素活性化機能

1）アンジオテンシンⅠ変換酵素阻害

血圧は，全身を巡回する血液が血管に与える圧力のことで，収縮期血圧（最大血圧）と拡張期血圧（最小血圧）がある。血圧を上げる要因は，心拍出量の増加，末梢血管抵抗の増加，循環血液量の増加がある。高血圧は，生活習慣（ストレス，肥満，運動不足，喫煙，アルコール摂取，食塩過剰摂取等）や他の疾病の合併によるが，90％以上不明である。これを本態性高血圧症という。

血圧上昇に関わる代謝系として，レニン・アンジオテンシン系がある。アンジオテンシンⅡ（アミノ酸8個からなるペプチド）が血管を収縮させたり，体内のナトリウムや水分を保持する働きがある。肝臓で生成されるアンジオテンシノーゲンに酵素であるレニンが作用してアンジオテンシンⅠが肺循環で**アンジオテンシンⅠ変換酵素**（ACE）により分解され，アンジオテンシンⅡが生成される。ACEの阻害はアンジオテンシンⅡの生成を抑えるだけでなく，ブラジ

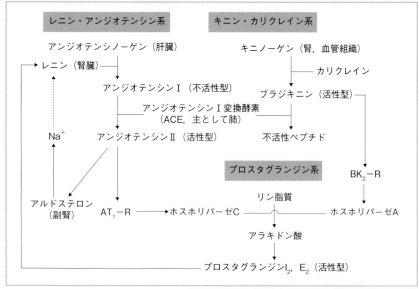

図 6-7　レニン・アンジオテンシン系による血圧への影響

キニンの分解をも抑制する。さらにプロスタグランジンの影響も受ける（図 6
-7）。阻害物質としてペプチドと非ペプチドがある。ペプチドは魚類たんぱく
質の分解物，動物からはゼラチンやアルブミンおよびグロブリン，ローヤルゼ
リーたんぱく質，植物はトウモロコシ，大豆，小麦胚芽，ソバ等のたんぱく質
の酵素分解物に見つかっている。また，乳ではカゼイン，アルブミン分解物，
発酵食品としては醤油，味噌，清酒の成分がある。非ペプチドは，フラボノイ
ドのルテオリンやケルセチン，ヘスペリジンやエピガロカテキンガレート，ア
シタバやモロヘイヤに含まれるニコチアナミンがある。その他に米酢やコーヒ
ー豆，野菜や果物，海藻に含まれるカリウムやマグネシウム等の無機質がある。

2）消化関連酵素阻害成分

　消化関連で影響されるのは，糖尿病である。糖尿病は血液中に含まれるブド
ウ糖が異常に高くなり，各種の臓器に影響を与える。すなわち，血糖を上昇さ
せないことが重要であり，摂取した食品成分に含まれる糖の吸収速度を考慮し
たグリセミックインデックス（GI）（表 6-5）を用いることも重要である。

表6‐5　グリセミックインデックス（白パン糖化指数を100とした場合：%）

パン（白パン）	100	ピーナッツ	15
パン（全粒）	68	ダイズ（乾燥）	20
マカロニ（5分ボイル）	64	ダイズ（缶）	22
スパゲッティ（15分ボイル）	67	リンゴ	52
めし（研いで5分沸騰）	58	バナナ	84
めし（研いで25分沸騰）	81	オレンジ	59
めし（茹でて5分沸騰）	54	オレンジジュース	71
めし（茹でて15分沸騰）	68	レーズン	93
コーンフレーク	121	果糖	26
オールブラン	74	ブドウ糖	138
オートミール	78	ハチミツ	126
マッシュポテト	98	砂糖	83
サツマイモ	70	アイスクリーム	69
グリンピース（缶）	50	牛乳	44
グリンピース（冷凍）	65	スキムミルク	46
インゲンマメ（乾燥）	43	コーンチップ	99
インゲンマメ（缶）	74	ポテトチップス	77

(Maurice, E., S., *et al.* 1994)

　糖の吸収を抑制する方法は，アミラーゼやα-グルコシダーゼなどの糖質に関連する酵素を阻害することである。アミラーゼの阻害には，緑茶，ハイビスカス茶，グァバ，小麦や各種の香辛料，成分としては，カテキン類，グァバポリフェノール，ルテオリン，ケンフェロール等のフラボノイド，小麦アルブミン，ハイビスカス酸等がある。α-グルコシダーゼでは，緑茶，各種香辛料，トウチ（豆鼓），グァバ，桑の葉があり，成分としては，カテキン類，トウチトリス，L-アラビノース，D-キシロースがあり，天然ではペントース，グァバポリフェノールがある。中でも，グァバポリフェノールはアミラーゼ，マルターゼ，スクラーゼを阻害する。また，GIは，炭水化物摂取の血中へのグルコースの取り込みを食品別に数値化したものである。血糖上昇を抑制するには，GIの低い食品を選択することが望ましい。

3）Phase Ⅱ 解毒酵素誘導機能

　薬物や発がん物質等異物が体内に摂取されると，肝臓などの細胞内にある酵素の働きによって解毒されて体外に排泄される（図6‐8）。解毒酵素はPhase

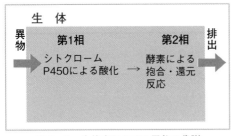

図6-8 生体内における異物の代謝

Ⅰ酵素群とPhaseⅡ酵素群に大別される。第1相酵素はシトクロームP450，第2相酵素には，グルタチオンS-トランスフェラーゼなどの抱合酵素があげられる。食品としては，キャベツ，ブロッコリー等のアブラナ科野菜で，イソチオシアネート類がある。解毒酵素の働きや抗酸化力を高めることが知られ，特に第2相酵素のグルタチオントランスフェラーゼを誘導する。ブロッコリーではスルフォラファンが含まれ，スプラウトには10〜100倍含有されている。

（6）免疫系に及ぼす機能

病原性微生物が身体の粘膜から侵入すると，最初は主に白血球が対応する。白血球では，食細胞として多形核の単球，マクロファージならびに好中球であり，微生物と結合後，細胞内に取り込み分解する。これを**自然免疫反応**という。

1）免疫機能活性化

野菜や果実の摂取が，がんや動脈硬化由来の生活習慣病死亡率を低くすることが明らかになっている。ビタミンや抗酸化物質以外に，生体防御機能を亢進する成分の含有が考えられる。ホウレンソウ，シソ，タマネギ等の野菜汁やリンゴ，キウイ等の果実汁は，好中球の遊走性・集積性を活性化させる。キノコ類は，肺，消化器，乳等のがんにサルノコシカケ科のカワラタケ培養菌糸体由来のクレスチン，胃がんにシイタケ子実体由来のレンチナン，子宮がんにスエヒロタケ由来のシゾフィラン等がある。主成分はβ-D-グルカンであり，直接がんに作用するのではなく，マクロファージ等の貪食細胞を活性化し，キラー細胞を活性化させ，がん細胞増殖を抑制する免疫賦活作用が期待されている。

2）食物アレルギー抑制機能

食物アレルギーの発症機構を図6-9に示す。アレルギーを抑制するには，アレルゲンを除去するが，食品素材としての価値も残すため，低アレルゲン化

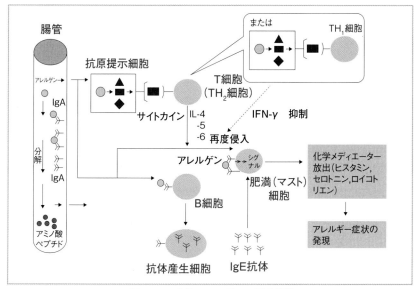

図6-9　食物アレルギーの発症機構

が考えられる。低アレルゲン化した食品として，牛乳のたんぱく質を酵素で分解した低アレルゲン牛乳がある。ただ，アミノ酸まで分解すると苦味が出る。同様に酵素を用いて，特別用途食品の病者用食品に分類される低アレルゲン米や低アレルゲン小麦粉も開発されている。大豆には16種類のアレルゲンが含まれているため低アレルゲン化は難しい。そのため，たんぱく質の分離や発酵で大豆の特性を生かした低アレルゲン大豆が開発されている。また，緑茶抽出物であるエピガロカテキンではIgE抗体の産生を抑制する。一方，IgA抗体の産生を促進する。化学メディエーターの放出ではケンフェロール，ケルセチン，およびミリステインはヒスタミンの放出を抑制し，ロイコトリエンB_4の放出を強く抑制する。その他，カゼインによる免疫寛容の誘導（T細胞エピトープを改変することによるT細胞の機能の改変・停止）等が明らかである。

（7）神経系に及ぼす機能

　神経は，生体内外の情報を伝達し，各器官機能の調整，適応制御システムで

ある。脳および脊髄を持つ中枢神経系と末梢器官との情報伝達用に分離した2
つの経路，体性神経系と自律神経系からなる。**体性神経系**は感覚ならびに運動
に関与し，状況に適応した身体運動を制御する。一方，**自律神経系**は内分泌系
と共に内部環境を制御する。内分泌系は機能の状態を長期にわたって調整する
が，自律神経系は各機関の機能を速やかに適応させる特徴がある。

1）トウガラシの機能成分

香辛料は抗菌作用を有し，食品の腐敗防止に使用されてきた。しかし，香辛
料には特徴ある生体調節機能を有することが明らかにされた。特に，トウガラ
シの抗酸化や体熱産生作用等がある。トウガラシの辛味成分は8～9割がカプ
サイシンやジヒドロカプサイシンである。総称してカプサイシノイドという。
甘味品種にはカプサイシノイドが含まれていないが，バニリルアルコールとカ
ルボン酸のエステル化合物であるカプシエイトが存在する。カプサイシンは知
覚神経に作用して，中枢神経に伝達する。

2）血圧低下成分

血圧の関係成分として，γ-アミノ酪酸（GABA）とゲニポシド酸がある。
GABAは，脳内に多く存在し，抑制型伝達物質として作用する。欠神発作発現，
記憶に関する海馬長期増強現象ならびにうつ病発現以外に血圧降下，精神安定
化，腎機能活性化，肝機能改善や肥満防止の作用等がある。ゲニポシド酸はイ
リドイド配糖体であり，杜仲葉配糖体の一種である。杜仲の葉や茎に血圧降下
作用が認められている。

3）オピオイドペプチド

オピオイドは脳や脊髄などに存在するオピオイド受容体と結合して鎮痛作用
を現し，注意力や集中力を制限する。また，気分状態によって強い痛みの軽減
に伴う安堵感を生じる。オピオイドを示す性質をアゴニスト，反対の性質がア
ンタゴニストである。食品由来として，カゼイン，乳清たんぱく質，血液たん
ぱく質の動物性たんぱく質や小麦グルテンや大豆グリシニンの植物たんぱく質
が見出されている。アンタゴニストとして，κ-カゼインが発見されている。

主要参考文献

・文部科学省科学技術・学術審議会資源調査分科会　日本食品標準成分表2020年版（八訂）　2020
・菅原龍幸監修　Ｎブックス新版食品学Ⅰ〔第2版〕　建帛社　2016
・青柳康夫・津田孝範編著　カレント食品の化学と機能　建帛社　2017
・青柳康夫・筒井知己編著　標準食品学総論〔第3版〕　医歯薬出版　2016
・有田政信編著　レクチャー食品学総論〔第2版〕　建帛社　2002
・小関正道編著　三訂マスター食品学Ⅰ　建帛社　2021
・日本ビタミン学会編　ビタミンの事典　朝倉書店　1996
・日本ビタミン学会編　ビタミン総合事典　朝倉書店　2010
・植物色素研究会編　植物色素研究法　大阪公立大学共同出版会　2004
・日本香料協会編　［食べ物］香り百科事典　朝倉書店　2006
・福場博保・小林彰夫編　調味料・香辛料の事典（普及版）　朝倉書店　2009
・日本うま味調味料協会ホームページ
・大越ひろ・高橋智子編著　四訂　健康・調理の科学　建帛社　2020
・舩津保浩・竹田保之・加藤淳編著　食べ物と健康Ⅲ　食品加工と栄養〔第2版〕　三共出版　2016
・中川原俊治編著　食べ物と健康Ⅱ　食品の機能〔第2版〕　三共出版　2013
・久保田紀久江・森田康次郎編　食品学　食品成分と機能性　東京化学同人　2016
・太田英明・北畠直文・白土英樹編　食品の科学〔改訂第2版〕　南江堂　2018
・柴田克己・合田敏尚編　基礎栄養学　改訂第6版　南江堂　2020
・津久井亜紀夫・寺原典彦編著　アントシアニンと食品　建帛社　2015
・日本フードスペシャリスト協会編　食品表示　食品表示法に基づく制度とその実際　建帛社　2016
・消費者庁　食品表示法に基づく栄養成分表示のためのガイドライン〔第3版〕　2020

索　引

■**責任編集**（執筆順）

青柳 康夫　女子栄養大学名誉教授・農学博士
――――――――――――――――――（第2章2，第5章1・4）

筒井 知己　東京聖栄大学名誉教授・農学博士
――――――――――――――――――（第2章4，第5章3）

■**執筆者**（執筆順）

眞鍋　久　会津大学短期大学部名誉教授・農学博士
――――――――――――――――――（第1章）

春日 敦子　女子栄養大学短期大学部教授・博士（栄養学）
――――――――――――――――――（第2章1）

重村 泰毅　東京家政大学家政学部准教授・農学博士
――――――――――――――――――（第2章3）

佐々木弘子　聖徳大学人間栄養学部教授・博士（栄養学）
――――――――――――――――――（第2章5・6）

林　清　東洋大学食環境科学部教授・農学博士
――――――――――――――――――（第3章，第5章2）

稲熊 隆博　信州大学農学部特任教授・農学博士
――――――――――――――――――（第4章1，第6章3）

真部真里子　同志社女子大学生活科学部教授・学術博士
――――――――――――――――――（第4章2）

藤原しのぶ　女子栄養大学短期大学部准教授・博士（栄養学）
――――――――――――――――――（第4章3）

林　徹　聖徳大学名誉教授・農学博士
――――――――――――――――――（第6章1・2）

■編　者

公益社団法人 日本フードスペシャリスト協会

〔事務局〕

〒170-0004　東京都豊島区北大塚 2 丁目20番 4 号
　　　　　　橋義ビル 4 階403号室
　　　　　　Ｔ Ｅ Ｌ　03-3940-3388
　　　　　　Ｆ Ａ Ｘ　03-3940-3389

食 物 学 Ⅰ
　―食品の成分と機能―〔第 2 版〕

2017年（平成29年） 9 月15日　初版発行～第 2 刷
2021年（令和 3 年） 3 月25日　第 2 版発行
2024年（令和 6 年） 1 月25日　第 2 版第 3 刷発行

編　　　者　　(公社)日本フード
　　　　　　　スペシャリスト協会
発 行 者　　筑 紫 和 男
発 行 所　　株式会社 建 帛 社
　　　　　　KENPAKUSHA

112-0011　東京都文京区千石 4 丁目 2 番15号
　　　　　　Ｔ Ｅ Ｌ　(03) 3 9 4 4 - 2 6 1 1
　　　　　　Ｆ Ａ Ｘ　(03) 3 9 4 6 - 4 3 7 7
　　　　　　http://www.kenpakusha.co.jp/

ISBN 978-4-7679-0703-1　C3077　　　　　　亜細亜印刷／ブロケード
Ⓒ日本フードスペシャリスト協会, 青柳, 筒井 ほか,2017,2021.
（定価はカバーに表示してあります）　　　　　　　Printed in Japan

フードスペシャリスト養成課程教科書・関連図書

四訂 フードスペシャリスト論 [第7版]
A5判／208頁
定価2,310円（税10%込）

目次 フードスペシャリストとは　人類と食物　世界の食　日本の食　現代日本の食生活　食品産業の役割　食品の品質規格と表示　食情報と消費者保護

四訂 食品の官能評価・鑑別演習
A5判／280頁
定価2,640円（税10%込）

目次 食品の品質とは　官能評価　化学的評価法（食品成分と品質／評価）　物理的評価法（食品の状態／レオロジーとテクスチャー　他）　個別食品の鑑別

食物学 I ―食品の成分と機能― [第2版]
A5判／248頁
定価2,530円（税10%込）

目次 食品の分類と食品成分表　食品成分の構造と機能の基礎　食品酵素の分類と性質　色・香り・味の分類と性質　食品成分の変化　食品機能

食物学 II ―食品材料と加工, 貯蔵・流通技術― [第2版]
A5判／240頁
定価2,420円（税10%込）

目次 食品加工の原理　各論（穀類・イモ・デンプン／豆・種実／野菜・果実・キノコ／水産／肉・卵・乳／油脂／調味料／調理加工食品・菓子・し好飲料）　貯蔵・流通

三訂 食品の安全性 [第3版]
A5判／216頁
定価2,310円（税10%込）

目次 腐敗・変敗とその防止　食中毒　安全性の確保　家庭における食品の安全保持　環境汚染と食品　器具および容器包装　水の衛生　食品の安全流通と表示

調理学 [第2版]
A5判／184頁
定価2,200円（税10%込）

目次 おいしさの設計　調理操作　食品素材の調理特性　調理と食品開発

三訂 栄養と健康 [第2版]
A5判／200頁
定価2,310円（税10%込）

目次 からだの仕組み　食事と栄養　食事と健康　健康づくりのための政策・指針　健康とダイエット　ライフステージと栄養　生活習慣病と栄養　免疫と栄養

四訂 食品の消費と流通
A5判／168頁
定価2,200円（税10%込）

目次 食市場の変化　食品の流通　外食・中食産業のマーチャンダイジング　主要食品の流通　フードマーケティング　食料消費の課題

三訂 フードコーディネート論
A5判／184頁
定価2,200円（税10%込）

目次 食事の文化　食卓のサービスとマナー　メニュープランニング　食空間のコーディネート　フードサービスマネジメント　食企画の実践コーディネート

フードスペシャリスト資格認定試験過去問題集 [年度版]

A4判／100頁（別冊解答・解説16頁付）　定価1,430円（税10%込）　最新問題を収載し，毎年2月刊行